中医疑难杂病临证思辨录

主 编 王 强
副主编 华利超 冯利民 梁汝圣

中国纺织出版社有限公司

图书在版编目（CIP）数据

中医疑难杂病临证思辨录 / 王强主编；华利超，冯利民，梁汝圣副主编 . -- 北京：中国纺织出版社有限公司，2025.5. -- ISBN 978-7-5229-2624-7

Ⅰ. R249.7

中国国家版本馆 CIP 数据核字第 2025ET4052 号

责任编辑：范红梅　　责任校对：王蕙莹　　责任印制：王艳丽
中国纺织出版社有限公司出版发行
地址：北京市朝阳区百子湾东里 A407 号楼　邮政编码：100124
销售电话：010—67004422　传真：010—87155801
http://www.c-textilep.com
中国纺织出版社天猫旗舰店
官方微博 http://weibo.com/2119887771
三河市宏盛印务有限公司印刷　各地新华书店经销
2025 年 5 月第 1 版第 1 次印刷
开本：710×1000　1/16　印张：9
字数：126 千字　定价：78.00 元

凡购本书，如有缺页、倒页、脱页，由本社图书营销中心调换

编委会

主　编　王　强
副主编　华利超　冯利民　梁汝圣
编　委　马军燕　玄霄宇　仲斯琪　任秋安
　　　　　　刘　艺　刘嘉禾　孙晓茜　贠增辉
　　　　　　杜正阳　张　已　张　弛　张　淼
　　　　　　罗　杰　罗　威　周　际　周孟颖
　　　　　　胡涌泉　柳叙良　赵家慧　贾镕菁
　　　　　　虞济淼

目 录

第一章 学术理论 ··· 1

第一节 坎离匡郭，运毂正轴 ··· 1

第二节 五神不安，情绪致癌 ··· 10

第三节 脏腑安和，种子育胎 ··· 14

第四节 和而治之，以平为期 ··· 21

第五节 开阖升降，六经气化 ··· 24

第六节 从六经辨证论治瘿病 ··· 27

第七节 温阳益气，豁起沉疴 ··· 33

第八节 一气周流，斡旋升降 ··· 37

第九节 育种理论 ··· 40

第十节 寒热往来新识 ··· 44

第二章 临证摘要 ··· 47

第一节 基于"化生"理论治疗阳痿 ··· 47

第二节 基于"中和"思想治疗闭经 ··· 55

第三节 基于"奇恒之腑"理论治疗慢性非细菌性前列腺炎 ··· 63

第四节 巧用"和法"治疗不寐 ··· 67

第五节 基于"水火"理论治疗不寐 ··· 71

第六节 基于"六经气化"学说治疗功能性便秘 ··· 75

第七节　基于"命门"理论论治眩晕 …………………………………… 81

第八节　基于"扶正固本，兼顾祛邪"理论治疗膀胱癌 ………………… 85

第九节　基于"通降阳明"理论论治胃癌 ………………………………… 92

第十节　应用麻黄附子细辛汤治疗阳虚痰凝型肺癌 …………………… 99

第十一节　基于"气机升降出入"理论论治痞满 ……………………… 103

第三章　医案汇选 …………………………………………………… 108

阳　痿 …………………………………………………………………… 108

淋　证 …………………………………………………………………… 110

闭　经 …………………………………………………………………… 113

不　寐 …………………………………………………………………… 116

痞　满 …………………………………………………………………… 121

膀胱癌 …………………………………………………………………… 122

不孕症 …………………………………………………………………… 126

瘿　病 …………………………………………………………………… 129

便　秘 …………………………………………………………………… 131

肺　癌 …………………………………………………………………… 134

第一章

学术理论

第一节 坎离匡郭，运毂正轴

"坎离匡郭，运毂正轴"出自《周易参同契》。"坎"与"离"源自《易经》，分别象征水与火，代表阴阳两种力量。在人体中，二者相互制约、相互依存，共同维系着生命的动态平衡。"匡郭"则是指边界和范围，意喻着水火在人体内的运行应遵循一定的规律和路径。而"运毂正轴"则形象地描绘了生命活动的核心动力，毂为车轮的中心，轴为车轴，象征着水火的交互作用是推动生命车轮滚滚向前的根本动力。

一、中医理论对"水火"的理解

1. 何为人体之"火"

在中国古代哲学领域中，"火"是指具有温热、明亮、上升的一种事物属性，即"火曰炎上"的一种现象。李时珍将"火"概括为"有气而无质，造化两间，生杀万物，显仁藏用，神妙无穷"。对于火有很多种类的称呼，如"天火""人火""龙火""雷火"等，李时珍没有局限地认定为单一的名称，并在一定程度上影响人们对火的理解与运用。《黄帝内经》是最早提出人体之"火"的论著。《素问·生气通天论》曰："阳气者，若天与日，失其所，则折寿而不彰，故天运当以日光明，是故阳因而上，卫外者也。"人体正常状态下的"火"，在《黄帝内经》中被称为"阳气""元气"。气是一种无形的能量，阳气贯穿人生命的始终，主宰人体健康，有阳则生，无阳则死，是维持人体正常运转的能量。张景岳说："人身捍卫冲和不息之谓气，扰乱变动妄行之谓火。"人体内的"火"与"气"是一体的，认为气为生理之火，而火则是病理之火。"火"在正常状态下就是元气、阳气，一旦打破了脏腑之间的平衡，就是致病的邪"火"。

2. 何为人体之"水"

水者，万物之本原，诸生之宗室。早在荆门郭店楚墓竹简《太一生水》中就提出了"太一生水，水反辅太一，是以成天，天反辅太一，是以成地"的理论，宇宙天地间的一切物质和能量无不与水息息相关。自古认为："水者天地之所包幕，五行始焉，万物之所由生，元气之津液也。""水"在中医领域有特定的含义，《素问·阴阳应象大论》："六经为川，肠胃为海，九窍为水注之气。"将水引申为人体之水液，如津液、眼泪、尿液等，人体九窍可生"五液"，目之泪、鼻之涕、口之涎，二便之出于二阴者皆是也。清气上升，布达于九窍，水就会随之而来。水在《黄帝内经》中被引申为病理之水，即与水液代谢相关的病理因素。如《素问·痿论》："有渐于湿，以水为事。"《素问·逆调论》："夫不得卧，卧则喘者，是水气之客也。"水还指水液类的病理产物，如清水指痰涎、积液等；水也泛指与水液代谢障碍有关的各种疾病，如水胀、水肿、水饮等。在《伤寒论》中论述了大量病理性浊水所导致的各类疾病，如水痫、水眩、水咳、水逆等；张仲景对痰饮病的治疗提出"病痰饮者，当以温药和之"的总则。李时珍所云："水为万化之源，土为万物之母。饮资于水，食资于土。饮食者，人之命脉也，而营卫赖之。故曰水去则营竭，谷去则卫亡。"人体如果津液不足，则各脏腑组织都会失于濡养。

3. "水火"理论概述

《素问·天元纪大论》有云："水火者，阴阳之征兆也。"水、火作为"五行"中的两种基本物质，在中国传统文化中，"水"性属阴，滋养万物，是万物生成的一种物质基础；"火"性属阳，象征着能量的释放和生命的活力。因此，"水"和"火"被用来象征自然界中的对立统一。五行学说强调整体概念，其运行和变化构成了中国传统思维的框架。《黄帝内经》中常用水火代表和说明阴阳的性质与关系，《素问·痿论》说："肾者水也，今水不胜火，则骨枯而髓虚……"《素问·逆调论》也说："肾孤脏也，一水不能胜二火，故不能冻慄，病名曰骨痹。"张仲景在《伤寒论》中提出了六经辨证，在少阴病篇对水火之间的关系作出了论述。足少阴肾脏为水脏，肾为阴阳之根本，是先天之气所存在的地方。手少阴心为火脏，君主之官，主血脉神明。少阴为病属于正气虚，病及少阴时则出现水火不足，阴阳失衡。明代医家李中梓具体指出："天地造化之机，水火而已矣。宜平不宜偏，宜交不宜分。火性炎上故宜使之下，水性就下故宜使之上。水上火下，名之曰交，交则为既济，不交则为未济，交者生之象，不交者死之象也。"这是以水火说明阴阳相互依存、制约的重要意义。

五脏六腑均有阴阳升降的存在，"人身之水火，即阴阳也，即气血也。无阳则阴无以生，无阴则阳无以化"。可见水火是阴阳的代名词，用水火形象地比喻阴阳，有利于加深人们对阴阳及其相互关系的理解。先天讲阴阳，后天讲气血。精微在阳为气，在阴为血，先天阴阳在于水火秉自于父母，后天阴阳在于气血秉自于水谷。如唐容川在《血证论》中提及："人之一身，不外阴阳，而阴阳二字，即是水火；水火二字，即是气血，水即化气，火即化血。"在中医理论中，将人体的生理病理变化划分为"阴阳"，并认为疾病是由于体内"阴阳失衡"引起的。"理"在阴阳为生理之本、变化之源，指导后世凡治病养生应寻求阴阳水火既济，以"恢复阴阳水火"为本。

二、王强主任对人体之"火"的认识

王强主任认为人体的火从不同角度大致可以分为四类，分别是阴阳之火、君相之火、少壮之火、内外之火。人体内的生理之火是一种原动力，维持人体正常生命活动，并且能够温煦各脏腑，使其功能可以正常发挥。但人体内的火如果失去制约，则会损害机体，成为影响人体健康的病理因素之一。

1. 阴火与阳火

《本草纲目》说："五行皆一，唯火有二。二者，阴火、阳火也。"然而对于二者的区别却没有统一的观点。心火居上，位于人体阳位，肾火居下，位于人体阴位，故有观点认为心火为阳火，肾火为阴火。李东垣在《脾胃论》中提到了"阴火"，"脾胃气衰，元气不足，而心火独盛。心火者，阴火也，起于下焦，其系于心，心不主令，相火代之；相火，下焦包络之火，元气之贼也"。李东垣认为心火是一种阴火，由于脾胃受损，元气得不到补充，导致"阴火"产生。此外，李东垣认为是阴火间接导致了相火妄动。阴火耗伤心阴心血，脾胃受损，心阴心血失充，则君火不主令，从而使相火不再守位禀命，升降失常，故产生了病理之相火。

王强主任认为李东垣的"阴火"理论来源《黄帝内经》中的阴虚发热，阴指五脏六腑，脏腑受损所导致的火热性疾病称为"阴火"，饮食、情志、过劳而导致的脾胃受损，气血化生乏源，导致阳气浮动，气火失调。概而言之，气有余则为阳火，气不足则为阴火，临床中要注重顾护脾胃元气。

2. 君火与相火

早在《素问·天元纪大论》中就提出了君火与相火之说，并将二者的关系概括成"君火以明，相火以位"。所谓"君火"即心火，这也是诸多医家所公认的；而对于相火，赵献可认为"相火者，龙火也，雷火也。得湿则焰，遇水则燔"，相火正常则如龙之潜海、雷之伏地，不显其形。朱丹溪在《相火论》中说"以名而言，形气相生，配于五行，故谓之君；以位而言，生于虚无，守位禀命，因其动而可见，故谓之相"，认为"君火"是神明之官，而"相火"则是臣相，包括足少阴肾火、足阳明胃火、手阳明大肠火、手少阳三焦火和足少阳胆火。

王强主任认为人体各个脏腑均有相火存在，其中肝肾中的相火是人体本原，其他如三焦、心包、胆等诸脏腑也内含相火。君火居于上位，主要功能是掌控人体一身，而相火位置在下，主要功能是守位潜藏。君火与相火共同温煦人体各脏腑，维持人体的正常生命活动，即所谓"君火以明，相火以位"。

3. 少火与壮火

在《素问·阴阳应象大论》中提出"少火之气壮""少火生气","少火"即平和之阳气,是一种具有温煦生化作用的阳气,能温养五脏六腑、四肢百骸,推动人体气血活动,蒸腾气化人体水液,是维持生命活动的根本;此外还提出了"壮火之气衰""壮火食气"的论述,"壮火"也称为病理之火,是具有致病作用的一种邪气。张景岳则提出少火为生理之火,壮火为病理之火的观点,其在《质疑录》中说道:"少火生人之元气,是火即为气,此气为正气。壮火食人之元气,是气即为火,此气是邪气,邪气有余即为火。"明确人体的脏腑之中出现了"壮火"时,会"食人之元气"影响人体健康,邪气以"上火"的方式,从相关的体位表现出来。此外张景岳还认为"阳强则寿,阳衰则夭",充分强调了阳气的重要性,说明人的健康长寿与阳气的盛衰密不可分。

4. 外火与内火

外火有两方面的来源:一是感受温热邪气,其常常具有强烈的传染性、流行性和季节性的特点,病情急,病势凶险;二是五气化火,由风寒暑湿燥转化而来。内火最常见的原因当属饮食与情志。五志化火,由各种情志活动失调或过极,使肝的疏泄功能失调,疏泄不畅引起气滞而化火。肝火旺盛可引发周围脏腑受火热而致病,向上则引起头面脑窍的阳亢,或煎灼肺金,或引起心火扰乱心神,或横逆犯胃。过食辛辣炙煿或膏粱厚味,尤易导致胃火。此外还可出现因病情日久,脏腑的气血阴阳亏虚而引发的虚性火热,如阴虚火旺等情况,均属于内火。王强主任认为,"火"在中医学中的概念非常广泛,但其作为一个意象性质的词,在历朝历代都有着不同的标准,致使其概念纷繁、义界不清,唯一的方法就是在应用时依靠临床疗效的验证。

三、王强主任从"水"探讨疑难病论治思路

水是生命之源,地球表面70%被水覆盖,而正常人体含水量同样占体重的70%左右,水与人的生命和健康息息相关。王强主任认为人之所以生病,是因为

体内干净的生理之水少了，污浊的病理之水多了。水属阴，纯净之水与"津""液"异名同类，污浊之水如"湿""痰"等。现代医学也证实了水液是人体生命活动的重要物质基础，参与人体的新陈代谢，保证其他生理功能的正常行使。人体水的洁净与人体功能正常运转息息相关，如何从源头上保持人体水的洁净，排出人体污浊之水，是保持人体健康的关键，也是当代中医在疑难杂症辨证论治过程中的一种新思路。

1. 水在人体的运行过程

水在人体的运行过程是一个极其复杂的生理过程，包括水的产生和输布，以及人体利用后形成污水和代谢废物的排泄过程。《素问·经脉别论篇》云："饮入于胃，游溢精气，上输于脾，脾气散精，上归于肺，通调水道，下输膀胱，水精四布，五经并行。"人体水液的运行和代谢过程，是以脾、肺、肾为中心完成的，此外还需要心、肝等脏腑的配合，三焦、经络等道路的通畅。正常的水液来源于饮食，饮食水谷入于胃后，在胃受纳腐熟，经过脾的运化以及大小肠的作用下化生为水谷精微。脾胃作为人体枢机，处于全身枢纽位置，水液化生以后通过脾胃向四周灌溉。肺为水津之上源，可以将上输来的水液通过宣发肃降作用布散至全身。肺的宣发功能能够使卫气将水液带至体表四肢，保持皮肤和肌肉湿润，而多余的水液则在温煦作用下化生汗液排出；在心阳的温煦下肺的肃降功能能够使营气将水液带至体内以滋养人体内各脏腑，多余的水液则下行于肾。肾阳通过气化作用将水液分为两部分：其清者通过蒸腾气化，上归于肺，由心肺再布散周身；其浊者通过温化推动作用生成尿液，下输至膀胱。故曰："脾土主运行，肺金主气化，肾水主五液。凡五气所化之液，恶属于肾；五液所化之气，悉属于肺；转输之脏，以制水生金者，悉属于脾。"可见水在人体的运行过程需要各个脏腑功能的行使，任何环节缺一不可，其中有心阳温煦，肺气宣降，肝气调达，脾升胃降，肾水气化，这样水液才可以正常地运转输布，以濡养五脏六腑、四肢九窍；若水运失司，则化为水饮而为害。

2. 开畅三焦，通其道路

元气、津液行于三焦，故言三焦者，水火之道路也。第一，三焦具有通行元气的功能，掌管元气的升降出入。《难经》言："三焦者，原气之别使也，主通行三气，经历五脏六腑。"人体的元气需要通过三焦别入十二经脉，从而运行到人体各脏腑。第二，三焦能够运行水谷。《素问·六节藏象论》说："三焦……仓廪之本，营之居也，名曰器，能化糟粕，转味而入出者也。"根据上焦受纳，中焦腐熟，下焦分别清浊的特点，水谷在进入人体后转变为精微物质和糟粕。第三，三焦能够运行水液。"三焦者，决渎之官，水道出焉"，三焦为人体水液运行的主要通道，掌管着人体的水液代谢。水液代谢是一个复杂的生理过程，虽然以肺脾肾为中心，在其他各脏腑的共同作用下才能实现，但水液在体内的运行代谢，三焦作为其升降出入的通道，其畅通是必不可少的。

王强主任认为，纯净之水布散人体需要道路畅通，污浊之水外排人体也需要道路畅通，保持道路畅通是人体各种物质正常运行的关键。现代的多种常见疾病病机复杂，虚实并见，其根本原因是三焦不通。三焦不通则水火道路受阻，人体热之不布，则寒热并见，水之不布，则燥湿两停。经络走于四肢，三焦行于躯干，三焦其实就是人体躯干的一个主干道。正如张景岳所说："三焦者，确有一腑，盖脏腑之外，躯壳之内，包罗诸脏，一腔之大腑也。"王强主任临床常用苦杏仁、炒芥子、紫苏梗开宣上焦肺气，肺气通过宣发肃降调节水液代谢；炒谷芽、炒麦芽、莱菔子开中焦脾胃之气，并有健脾和胃之功；乌药、沉香二药合用，走气分达下焦，有醒脾行气之功效；酒大黄荡涤瘀滞，可扫清道路上的障碍。

3. 构建脾胃枢机

脾胃位居中焦，是人体的枢纽，其具有"转枢"的独特功能，能够维持人体的阴阳平衡、水火交济和脏腑之气升降正常。黄元御在《四圣心源》说："中气升降，是生阴阳，阴阳二气，上下回周。""中气者，和济水火之机，升降金木之轴。"因此在中医临床辨证论治中，首先要重视脾胃转枢功能不利所引起的病症，并且在治疗其他五脏六腑失调时，也应该关注脾胃转枢对疾病恢复的影响。

正如《脾胃论》中提到，脾胃功能强健，人体元气才能充足，水液化生才能正常，才能产生足够的精微物质去滋养元气。脾胃受水谷之气，不仅能为五脏提供精微物质，还能产生气血等基本物质基础。故周慎斋言，脾胃为"气血生化之源"。

王强主任在临床中常常以炒麦芽和炒谷芽健脾胃。麦芽性味甘平，归脾、胃、肝经，具有消食健胃，回乳消胀之功效；谷芽性味甘温，归脾、胃经，具有消食和中，健脾开胃之功效，二者炒用增强健脾胃之功。麦芽入脾主升，善消面食，能助胃气上行而健运；谷芽入胃主降，善消谷食，能助醒脾下气而和中。二药合用，使脾胃调和，升降有序，增强脾胃枢机的运转作用。此外，王强主任方中还有四君子汤、理中汤之意，意在固护脾胃。

4. 因势利导，通利二便，排污祛浊

肾为水之下源，人体内污浊之水可以由小便排出。利水渗湿剂中五苓散、猪苓汤、防己黄芪汤等常常用于水肿、水湿病，但是王强主任临证中对于湿肿不明显而体内有污浊之水存在者也经常应用利水渗湿剂。其中最常用的是五苓散，桂枝色紫赤，为一木疏二土之象，象征离属南方火位，可通经络，化气行水；泽泻利水渗湿，兑为泽属西方金，故可泻西方之水，其次金能生水，在排泄废水的同时还能够重新输布人体的水液，固护阴津，达到利水不伤阴之效；猪苓通水道，祛湿浊，猪属北方水畜，故可泻北方之水；茯苓健脾以泻渗湿浊，茯即伏，有长夏之意，土主长夏，故可泻人体中焦之水，力强功专；白术健脾祛湿，药性甘温，代表东方之气、生发之象，可增加纳运之力。上药共用可以恢复人体正常水液的代谢、津液的输布。

此外，人体的污浊之物还可由大便排出，临床中最常用的中药是大黄，大黄常常用于一些实证、热证。但王强主任在临证中不仅对体实者运用大黄，对于一些虚证、寒证的体虚者也在方中配合运用。王强主任认为对于大黄的使用，不应局限于在一些实热证当中，有些寒湿、寒痰、瘀血以及肝中郁滞皆可以适当配伍使用大黄。大黄性苦寒迅利，能够泻热开瘀，经酒制后可以减少寒凉之性，其能决壅塞、通结闭、扫腐败、荡郁陈。人体的宿食、痰饮、瘀血，以及各种痞满邪阻，得之即下，荡涤肠胃之力，莫与为比。除了熟大黄、酒大黄外，某些润肠通便的药物如麻子仁、郁李仁等也可配合使用。此外，肺与大肠相表里，配合开宣肺气药物，可增强排污祛浊之功。

5. 循环自生，化阴生津，充盈生新

（1）生津之品，助力水液补充

王强主任认为，人体的水液在不同脏腑通常以不同的形式存在，在心肝为血，在肺肾为阴，在胃肠为液，在胆为精汁。肾中真阴乃先天所得，靠后天难以补充，故要减少消耗。针对补心肝之阴血，常用当归、柏子仁、酸枣仁等。针对滋肺胃之阴液，常用麦门冬汤、百合知母汤等。麦冬为清凉润泽，凉金泻热，生津润燥之上品。百合知母汤，补虚清热，养阴润燥，可补充津液不足。百合润肺清心，益气安神；知母养阴清热，除烦润燥。因肺肾为水之上下源，燥邪易耗伤津液为病，有《温热论》所言"热邪不燥胃津，必耗肾精"之说，故可选用酒萸肉补充肾精的损耗。

（2）酸甘化阴，依靠自身化生

"酸甘化阴"作为中医的一种传统治法，早在《伤寒论》中就有体现，其中以芍药甘草汤作为代表的方剂，是基于中药"五味合化"理论所创造出来的，所谓"酸甘化阴"指的是将白芍、五味子等酸味药与甘草、麦冬等甘味药合用，其中酸味药能够敛阴生津滋阴，而甘味药能够益气补血养阴，甘补酸敛、甘缓酸收，可起到促进属阴类精微物质（如津、液、血、精等）的"化生"作用。王强主任临证中常用桂枝汤为基础方配合生脉散，其中白芍和炙甘草、大枣合用，麦冬和五味子合用，共奏生津复脉之功。"酸甘化阴"既可以化生出有形的物质之阴，也可以化生阴所具有的功能。

（3）金水相生，形成良性循环

王强主任认为，肺肾为水之上下源，共主水液代谢。肾藏精，精常藏于内而不外泄，肾主水，靠水行使运转肾阴之功；肺为华盖居高位，与外界交换频繁。水之上源易受到污染，必定影响水之下源，使肾水功能受到影响，形成恶性循环。

肺在五行属金，肾在五行属水，金能生水。肺主一身之气，肾能贮存封藏精气，正如陈士铎所说"昼夜之间，肺肾之气实彼此往来，两相通而两相宜也"，且"肾交肺而肺益生肾，则肾有生化之源，山下出泉涓涓，正不竭也"，肺气与肾精互根互用，二者联系紧密。言"是以专补肾水者，不如补肺以滋其源，肺为五脏之天，孰有大于天者哉？"因此，使人体保持一种良性循环，对人体的健康至关重要。

四、小结

王强主任阐释了水火作为阴阳物质基础的象征，强调了水火平衡对健康的重要性，指出水火不调是疾病发生的根本原因，并提出了一系列治疗策略，包括开畅三焦、构建脾胃枢机、通利二便、排污祛浊以及循环自生等方法，旨在恢复和维持体内水火平衡。为中医治疗提供了宝贵的经验，特别是在处理疑难杂症时，其对"水火"理论的应用展现了中医天人合一的智慧。

第二节 五神不安，情绪致癌

王强主任提出，肿瘤虽表现为形体疾病，但本质上是"神志病"。在中医理论中，形体与精神是构成人体的两大基本要素，它们相互依存、相互制约、相互影响，共同构成了中医的形神一体观。如神志的异常变化是胃癌形成的首要原因。在现代社会的快节奏生活中，人们的情绪波动频繁且剧烈，这些未能得到适当疏解的情绪波动，作用于人体，影响脏腑、经络，乃至精、气、血、津液的功能，导致阴阳失衡，最终可能诱发胃癌的形成。大多数肿瘤患者都伴有负面情绪，而这些情绪还可能加速肿瘤的发展和恶化。临床观察显示，带有负面情绪的肿瘤患者的死亡率显著提高。下以胃癌为例略以论述。

一、情志失常是基础，脾胃虚弱是内在条件

"百病生于气"这一中医理论指出，情志失常对脏腑气机的影响最为显著，

胃癌的形成便是情志影响气机的结果。王强主任认为，情志失常导致阳明胃土的气机紊乱，进而影响其生理功能，气血津液代谢失常，形成的病理产物在胃土中瘀积，为胃癌的形成提供了"土壤"。正如《格致余论》中"隐核"的形成，是"忧怒抑郁朝夕积累"，认为情志的长期抑郁是致病的关键。同时，情志失常也会加重胃癌的病情。此外，中医认为脾胃虚弱与胃癌的发生直接相关。脾胃虚弱导致阳明胃土的生理功能减弱，气血生化乏源，人体正气不足，从而形成"邪气踞之"的状态。王强主任认为，"喜怒不节则伤脏"说明了情志失常直接伤及脏腑，由于阳明胃土正气已虚，再根据情志病易伤潜病脏腑的致病特点，患者胃土已形成致病"土壤"，在情志大幅度波动的时候，如大怒大悲等，便是胃癌最易形成之时。

二、五脏与神志相互为用，互相影响

1. 五脏和合是神志活动的物质基础

中医藏象学说说明人的情志活动是生命机能的重要体现，与五脏密切相关。《灵枢·本神》有言："肝藏血，血舍魂……肾藏精，精舍志。"说明人体精神活动依赖于五脏精气的化生、充盈，而五脏又是五志安居之地。故《素问·宣明五气》言："肝藏魂，心藏神，脾藏意，肺藏魄，肾藏志。"《素问·阴阳应象大论》曰："人有五脏化五气，以生喜怒悲忧恐。"情志活动由五脏所化生，若情志变化过大则反伤五脏精气，即怒伤肝、思伤脾、忧伤肺等。《黄帝内经》将五志归纳于五脏系统之中，五脏精气是五志活动化生的物质基础，反过来，五志活动又是五脏精气的外在表现。若仅只有外界因素的刺激，没有五志活动的物质基础，五志活动便不可能形成，因此，正常的脏腑功能活动是情志活动的物质基础。

2. 情志失调是五脏失和的前提

正常的情志活动是脏腑功能调节的良好保障。《灵枢·本藏》言："志意和则精神专直……五脏不受邪。"人体的精神状态良好，情志活动调摄适宜，对于调节脏腑功能活动，通利营卫气血运行，抵御外邪的侵袭具有重要意义。反之，情志活动失调，会引起脏腑功能失调而引发诸多病症，故《灵枢·百病始生》曰："喜怒不节则伤藏。"五脏藏血、脉、营、气、精神。五脏又能藏神志，故又被称为"神脏"。因此，情志异常会影响五脏精气化生、气机运动，导致胃癌的发生。故王强主任认为胃癌患者是通过情志变化，破坏五脏生理，使五脏失和，进而影响阳明通降，久之便发为胃癌。

三、临床治疗特点

1. 以安神为首要

王强主任认为神志变化是胃癌成病的主要病因，现代医学通过肠-脑轴认为"胃为情绪的晴雨表"，同时情绪的波动直接影响人体五脏的生理，参与了胃癌形成发展以及治疗的过程。治病先治人，治人先调神，情绪能致病，亦能治病，故临证治疗时尤其注重调节患者的神志。王强主任发现胃癌患者大多数都呈现出忧虑、抑郁等负面情绪，而负面情绪又会影响疗效，减少生存周期，故疏解患者的心理尤其重要，治疗手段主要是情志、情绪疗法。除此之外，王强主任另辟蹊径，从其他角度安神。

①向患者解释什么是"胃癌"：一旦诊断为胃癌，癌这个字便摧垮了患者的心理防线。胃癌在古代可表现为"痞满""反胃""胃痛"等病，实际上就是这些病杂合在一起。从中医的角度解释本病，有利于降低患者的恐惧心理。

②向患者解释神的重要性：王强主任总是举例，胃癌是车辆，神志是指挥，神志乱了，车便会堵，胃癌就是这样形成的。车堵了，想将其疏通开，得依靠神志来指挥，胃癌是这样治疗的。

③改变分析病情的坏习惯：王强主任发现来就诊的患者都有一个通病，就是喜欢分析自己的病情。现代人们过度关注影像学检查及生化指标，如生化指标中肿瘤标志物数值的变化，影像学检查显示肿瘤大小范围的改变，病理检测显示肿瘤恶性程度等。这些检查数值无时无刻不在牵动着患者的心神，甚至数值的轻微改变便会引起神志的大幅度变动，而神志的大幅度变化却是促进癌病发生发展和

影响癌病治疗的主要原因。故王强主任强调，患者在服药期间，不要时刻关注病理检测结果。因此，每当患者就诊完之后，问王强主任有什么需要注意的，王强主任总是言道：忌多思，忌嘀咕，不要想着去分析病情。

2. 以安和五脏为根本

王强主任认为胃癌的发病部位是胃腑，但其发生发展与五脏密切相关，故在本病诊疗时以安和五脏为根本。中医有五脏一体观念，五脏功能异常会导致阳明胃土异常。现代医学发现胃癌易向其他脏腑转移，便是基于五脏一体观念。五脏分属五行，有相生、相克、相乘、相侮的理论，一脏之病可传及他脏，故五脏之病可传及阳明胃土，阳明胃土之病亦可累及五脏。如肝为木，阳明胃为土，木能疏土，肝木调达促进阳明通降，肝气郁滞则妨碍阳明通降，人体气机不畅，进而影响其他脏腑。脾胃均为土，本是一体，脾土运化辅助胃土受纳腐熟，脾土易生痰湿，湿邪困胃土则阳明不降表现出痞满等症状。肺为金，为胃土之子，主肃降，阳明主通降，均以降为主，肺胃共调气机，生理上相互联系。"火盛则土燥，水盛则土湿"表明了水火二脏都能对阳明胃土产生影响；又有胃气不降则心火不降，不下交于肾，以致心肾不交，阳明胃土累及心肾二脏。上述种种均可表明五脏可累及阳明胃土，阳明胃土所累及的病所也仅非一脏，疾病的发展最终为五脏失和，故王强主任在临证开方用药时是从整体出发，而并不是单单针对某个脏腑。五脏藏气血津液神，故虽为安和五脏，实为调和人体整体气血阴阳动态平衡，"五脏元真通畅，人即安和"即是此理。

3. 注重保胃气

王强主任认为保胃气是治疗胃癌的后勤保障。中医认为有胃气则生，无胃气则死，亦有"一分胃气，一线生机"的说法。李东垣也强调胃气的重要性，主张人以胃气为本。固护胃气是治疗胃癌的保障，主要体现在以下几点：其一，通过胃的受纳腐熟将饮食转换成精气血，为人体提供足够的精血濡养全身；其二，胃气与脾气，即脾胃之气，又被称为中气，中气的盛衰影响着人体的生命活动，是人体消化功能正常运行的保障；其三，充足的胃气是抵抗邪气的保障，如张介宾认为胃气即是人身之气或者正气；其四，胃气是中药发挥作用的根本保障。《景岳全书》中有详细论述："凡药食入胃，所以能胜邪者，必赖胃气施布药力。"胃癌的治疗就是在安神的同时不断修整人体五脏阴阳偏颇，但最终以固护胃气为收工良策。

4. 临证注重舌脉变化

《黄帝内经》言："善诊者，察色按脉，先别阴阳。"王强主任诊疗本病时最注重舌脉的变化，认为舌脉的变化最能反映人体疾病的本质。临床上，王强主任发现有少部分患者在患癌之后并未表现出任何不适症状。从舌脉上分析，便可对疾病有较好的判断，舌脉能实时反映出人体五脏六腑的状态。舌苔反映的是人体津液运行以及输布情况，舌质反映的是人体气血、寒热虚实的情况，同时五脏的生理状态亦能从舌象上体现出来。此外，脉象是人体气血阴阳虚实的反映，也是判断人体气血盛衰状态的标准，同时也反映出来人体是否还有气血可以用来抗衡癌病。脉中胃气的强弱、盛衰、有无对于病情的判断有着重要指导作用，故《素问·平人气象论》中有言："人以水谷为本，故人绝水谷则死，脉无胃气亦死"。由此可见，临床上治疗本病注重舌脉的变化是极其重要的。

第三节　脏腑安和，种子育胎

随着社会发展和国家政策的改变，生育观念也发生了变化。工作压力的增大、环境的污染、不良的生活方式等，致使不孕不育的患病率呈逐年升高的趋势，不仅造成患者家庭矛盾产生，还增加患者焦虑情绪，对工作、生活均产生不利影响。中医在女性不孕的治疗中效果显著，经验丰富。古代医家有较多对女性不孕的研究，并著有专业著作，总结了女性不孕的病因病机、发病机制及治疗经验。

流行病学调查发现，罹患不孕的女性数量会随着女性年龄的升高而增加，呈正相关。这与《素问·上古天真论》中"女子五七阳明脉衰，面始焦，发始堕"吻合，女子五七后，肾气开始衰减，不孕的概率增大，直至"七七天癸竭，地道不通，形坏而无子"，丧失生育能力。

一、女性不孕的病因病机理论

王强主任根据多年临证经验，提出女性不孕应从女子体质特点入手，"女子以肝为先天"，同时也注重脾、肾，即先天、后天之本，"肾为先天之本、肾藏精""脾为后天之本、气血生化之源"，正如《景岳全书·妇人规》言："经血为水谷之精气，和调于五脏，洒陈于六腑，乃能入于脉也。凡其源源而来，生化于脾，总统于心，藏受于肝，宣布于肺，施泄于肾，以灌溉一身……妇人则上为乳汁，下归血海而为经脉。"人作为一个整体，一切生命活动都离不开脏腑，脏腑功能失常，则会产生各类疾病。在五行中，肺金为脾土之子，肝木为脾土之所不胜，肺金又为肝木之所不胜。补肺金，疏肝木，则肝木不乘脾土，而脾土可生肺金，肺金又可生肾水。因此治疗女性不孕应从脏腑辨证的角度分析，效果显著。

1. **女性不孕与脾土**

脾主运化，后天之本，气血生化之源，看似并未直接参与女子生殖功能，其实不然，妇人以血为根本，经、带、胎、产、乳均以血为本，离不开气血的作用。《傅青主女科·妊娠腰腹痛渴汗燥狂即子狂篇》言："夫胃为水谷之海，多气多血之经，所以养五脏六腑者，盖万物皆生于土，土气厚而物始生，土气薄而物必死。"这就说明人体后天生化之源，当属脾胃之元气，土为万物之母，非土不能生物，惟土旺则万物昌盛。脾胃作为气血化生之源，与女性的月经密切关联，《女科经纶》中提到"妇人经血生于水谷之精气"，冲任二脉皆需后天水谷精微，以生天癸，经血调、胞宫藏泻有度则可纳精成孕。故《万氏妇人科》曰："女人无子，多因经候不调，药饵之辅，尤不可缓，若不调其经候而与之治，徒用力于无用之地。"

（1）脾主运化后天之本

脾胃居中焦，是后天之本，气血生化之源，受纳水谷化生精微，上呈心肺以助气血生化，荣养五脏六腑、四肢百骸，《黄帝内经》指出："食气入胃，散精于肝，淫气于筋。食气入胃，浊气归心，淫精于脉，脉气流经，经气归于肺，肺朝百脉，输精于皮毛。""饮入于胃，游溢精气，上输于脾。脾气散精，上归于肺，通调水道，下输膀胱。水精四布，五经并行。"其高度概括了脾胃的生理作用。李杲在《脾胃论》中提到"人以胃气为本"。《素问·五脏别论》："胃者，水谷之海，六腑之大源也。五味入口，藏于胃，以养五藏气，气口亦太阴也。是以五脏六腑之气味，皆出于胃，变见于气口。"此即明确指出了五脏六腑的气血，皆出自于脾胃运化，故脾胃作为后天之本，在生命活动中起到重要作用，脾健则血旺，气血生化源源不断，有厚土培养胚胎。自然界中种子发芽须得是土地肥沃、松软适度，人体与自然界一样，孕育新生命也需要胚胎着床的环境良好，气血旺盛，"血足则子宫易于容物"，胚胎才能顺利着床生长。

（2）脾主升

脾胃位处于中焦，脾主升清，胃主降浊，脾升胃降，实乃人体气机升降之枢纽。若脾失健运，水谷运化不利，水湿代谢失常，就会造成水湿、痰饮等病理产物的堆积。脾的生理特性喜燥恶湿，病理产物瘀阻于内会影响脾胃的正常气机，脾阳失于温煦，不能通调水道，水湿内停，聚液成痰，痰湿壅阻胞宫，气血不能下注，影响受精。水湿痰饮过多致使土地过分松软，会使胚胎无法正常着床生根，造成不孕。朱丹溪认为"若是肥盛妇人，禀受甚厚，恣于酒食之人，经水不调，不能成胎，谓之躯脂满溢闭塞子宫"。或痰湿外侵，或恣食膏粱厚味，阻碍脾胃，痰湿内生，流注下焦，湿邪性黏滞、重浊，阻遏气机，易伤阳气，使气机不畅、冲任不通，壅塞胞宫而致不孕。

2.女性不孕与肝木

女子以肝为先天，是女子特有的体质特点，王强主任认为女子不孕多与肝有关。"肝藏血，主疏泄""人卧血归于肝"可见肝在脏腑中起到储存血液、调节血量的作用，是推动血和津液正常运行的重要脏器。女子以血为用，肝在其中起到举足轻重的作用。叶天士在《临证指南医案》中提到"女子以肝为先天""肝为风木之脏，为将军之官。故肝脏之病，较之其他脏为多，而女子尤甚"。说明了肝在女性生理病理活动中起着不能忽视的作用。

（1）肝藏血

女子以血为根本，《素问·五脏生成篇》曰："人卧血归于肝。"王冰注解："肝藏血，心行之，人动则血行于诸经，人静则血归于脏腑，肝主血海故也。"说明肝脏的藏血功能，并能调节体内血量，女子的经、带、胎、产皆以血为用，故和肝的正常生理功能关系密切。经血原本是为阴血，赖于肝血之充实，下注冲任，血海盈溢，则经水按期而至；若其孕育，则亦赖于肝血聚而养胎，如《傅青主女科》言："肝之血必旺，自然灌溉胞胎，含肾水并协养胎力。"产后下乳，乳汁原由精血所化生，由经肝的正常疏泄而产生，故女子月经、胎产及下乳皆要依仗肝血之供奉。肝血充盈，调节有序则气血充盈和畅，若肝血不足，或肝藏血出现问题，肝血不藏，血少则会导致女性生殖系统病变。

（2）肝藏魂

《灵枢·本神》认为"肝藏血，血舍魂"，魂为随神气而往来的精神活动，寄居于血，肝藏血，故藏魂。"魂"属于精神活动，肝气疏泄情志活动正常则被称为"藏魂"，因肝病而多噩梦，神志不安，所谓"魂不藏"。"肝藏魂"体现了精神活动和内在脏器的联系，如《素问·灵兰秘典论》言："肝者，将军之官，谋虑出焉。"肝的生理功能和人体的思维意识密切相关。女性的思维模式更偏向于感情，孙思邈在《备急千金要方》中分析道："好嗜欲多于丈夫……加以慈恋、爱憎、嫉妒、忧患、染着坚牢，情不自抑。"女性感情细腻，比男性更易生情志疾病，有"妇人多郁"之说，从侧面表达了肝气与情志之间的关系。

（3）肝主疏泄

肝主疏泄是肝脏重要的生理功能，在调畅全身气机，推动血液和津液运行中起到不可或缺的作用。肝主疏泄是指肝具有调畅气机，促进脾胃运化、调畅情志的作用。肝的疏泄正常，中焦枢机顺畅，与脾胃共同作用使清气得升以濡养脑髓四肢，浊气得降顺利排出体外，气机得顺情志亦畅。肝属木主疏泄，性喜调达而恶郁，若肝气郁滞，则气机不畅，气不行津，津聚成痰，痰膈胞宫；气为血之帅，气滞无以行血，血瘀胞宫；气滞日久，郁而生热，湿邪外袭与热相结循肝经下注灼伤冲任。以上肝失调达所形成的痰湿、瘀血等病理产物均可造成不孕。《傅青主女科》提出："嫉妒不孕……谁知是肝气郁结乎……其郁而不能成胎者，以肝木不舒，必下克脾土，而致塞脾土之气……则胞胎之门必闭，精即到门，亦不得其门而入矣……"

（4）肝经循行部位

足厥阴肝经循行绕阴器，抵小腹，而胞宫位于小腹。冲任带脉均起源于胞中，冲脉为血海、属阴，任脉为阴脉之海，带脉下系胞宫，肝经与这三条经脉有密切联系。任脉于曲骨穴与足厥阴肝经交会，并与足厥阴肝经并行相互联络，其脉气主要在少腹、咽喉、目系等处交汇；冲脉与十二经相通，其与足厥阴肝经交会于三阴交穴，在会阴及足指处与足厥阴肝经相交；肝血之余纳入冲脉，故冲脉又取肝血以为用。足厥阴肝经与带脉相通于期门穴，进而加强了十二经脉与奇经八脉、胞宫的联系，因而直接影响着女子的发育和生殖系统。

3. 女性不孕与肾水

《素问·上古天真论》曰："肾者主水，受五脏六腑之精而藏之，故五脏盛，乃能泻。今五脏皆衰，筋骨解堕，天癸尽矣。故发鬓白，身体重，行步不正，而无子耳。"肾气盛则天癸至，方能有子。《傅青主女科》认为"经水出诸于肾"，说明了肾在女性生殖中起到举足轻重的作用。

（1）肾藏精

"肾藏精，主生殖"是《黄帝内经》中提到的观点，也是现代中医研究脏腑的基础理论。肾精是人体生殖活动的物质基础，《傅青主女科》认为"妇人受妊，本于肾气旺也，肾旺是以摄精""胎之成，成于肾脏之精"。肾气旺，肾精充足，精血同源，精能化血，二者相互化生，肾精充足才能维持冲任血脉旺盛，胞宫精、津、血充盛，方能行使月经和孕育的生理功能。肾的阴阳能直接影响女子胞及奇经八脉；肾阳亏虚，命门火衰则胞宫失于温煦，生殖机能低下；肾精能够化生肾阴，具有滋养胞宫及全身的作用，肾阴虚耗则冲任、胞宫失养，阴血不足不能载胎。以上肾的虚损性病机均有碍冲任胞宫，而不能受精成孕。即《圣济总录·妇人无子》言："论曰，妇人无子者，冲任不足，肾气虚寒也。"

（2）肾主水

肾属水，居下焦属阴，需要心阳心火的温煦；心属火，居上焦为阳，需要肾水的濡养。心火下炎肾水，肾水上济心火，水火既济，上下交通，肾水不寒，心火不亢，阴阳平衡，则胎孕正常。若肾阳不足，命门火衰，胞宫失于温煦，寒冰之地不长草木，故不孕。《傅青主女科·下部冰冷不孕》言："盖胞胎居于心肾之间，上系心而下系于肾。胞胎之寒凉，乃心肾二火之衰微也。"肾为元阴元阳之宅，心为阳中之太阳，肾阳、心阳虚衰，则胞宫寒凉，胎居子宫不安。

4. 女性不孕与心火

"胞脉者，属心而络于胞中"是心气心血下注胞宫的必经之路，心总统一身血液，心气充沛，推动血液在脉中顺利运行，才能濡养胞宫，使月事正常。《素问·评热病论》中指出："月事不来者，胞脉闭也……心气不得下通，故月事不来也。"心气郁闭而不得下通，胞脉不畅，月经停闭，无法受孕。同时排出卵子需要心阳的鼓动，若心阳不足，则易排卵障碍，妇人不孕。

二、女性不孕的相关治疗原则

1. 木郁型肝脾不和

针对木郁型不孕，患者多情志不舒，一则烦躁易怒，一则情绪低落，忧思重重，同时伴有饮食失常、口苦咽干等少阳证的表现。王强主任针对此类患者，除了在门诊通过相关话术与患者谈心纾解其苦闷情绪，同时采用小柴胡汤、逍遥散等经典方剂疏肝解郁，使木气调达、气血调和。正如《素问·六元正纪大论》中记载："帝曰：郁之甚者，治之奈何？岐伯曰：木郁达之。""木"指肝，"郁"

意为滞塞，指气机壅遏不畅，"达"有疏通条达之意。临床上属肝气郁结者，应以疏肝理气为主。顺其条达之性，开郁遏之气，因势利导，使木能生发，胚胎成长。

2. 土壅型脾胃不和

这种类型的患者，临床多见其形体宽胖，气短懒言，面色少华，食欲不振，口淡不渴，舌边齿痕明显等。对于这种患者，理气醒脾非常重要，脾喜燥恶湿，水液代谢失常会加重脾胃运化失司，造成恶性循环，水液在体内堆积，影响胞宫气血，正如种庄稼的土地干湿失常，种子则不能正常着床，故王强主任多用苓桂术甘汤加减化裁。桂枝调和营卫，助阳化气，同时用白术、茯苓、泽泻等化体内水气，使多余的水气从小便得解；用砂仁行气，唤醒脾胃的正常功能，以助胎孕。

3. 水寒型肾阳亏虚

水寒型不孕患者多见腰酸腹痛，月经量少，四肢不温，时有头晕，神疲乏力，同房想法欠缺。造成肾水寒的原因很多，最核心的是上下不交，没有合适的水来灌溉，种子也不能正常生长。但单纯的温肾助阳不够，上源之火不能下济肾水，只靠外界的补益收效甚微，需得交通心肾，可采用金匮肾气丸方化裁，运用熟地黄、山茱萸等药物滋补肾阳，同时调动自身正常的气机转化，才能收到比较好的疗效，有合适的水灌溉土壤，才能让种子正常发芽生长。

4. 火旺型心肾不交

火旺型不孕常与上述水寒型不孕同时得见，二者互相影响，造成不良后果。在引火下行的同时，王强主任对此类患者，会加用少量附子，取其温热之性使药迅速达到关元部位，温肾水凉心火。同时王强主任还采用桂枝、苦杏仁的组合调和营卫，调和阴阳，表里同治，共效助孕之力。

中医治疗女性不孕症具有深厚的理论基础和丰富的实践经验。王强主任根据多年临床经验，提出女性不孕症的治疗应重视肝、脾、肾等脏腑的功能调理。针对不同类型女性不孕症王强主任提出了相应的治疗方案，如疏肝解郁、健脾益气、温补肾阳和交通心肾等，旨在通过恢复脏腑功能的平衡，创造有利于受孕的体内环境。

第四节　和而治之，以平为期

一、"和法"的学术起源

1.《黄帝内经》中的"和法"

"和法"一词首次出现于《黄帝内经》，"凡阴阳之要，阳密乃固，两者不和，若春无秋，若冬无夏，因而和之"其中的"和"即为调和之意。《黄帝内经》中详细地描述了人与自然以及人体自身内在的和合，由此被认为是"和法"的中医理论之源。《素问》中还有很多体现"和法"治疗原则的条文，例如"谨查阴阳所在而调之，以平为期""疏其血气，令其调达，而致和平"等。虽然《黄帝内经》中未明确提出"和法"的概念，但其理论思想结合中华传统文化中的"和合"与"中庸"的观念，为"和法"奠定了理论基础。

2.《伤寒论》中的"和法"

《伤寒论》对《黄帝内经》中"和"的思想理论作出进一步的发挥与延伸，并将"和"的理念上升为"和法"，将"和"运用于实际的疾病诊疗过程当中，升级为法。《伤寒论》对"和法"的主要阐述体现在三个方面：健康在于"和"，疾病起于"失和"；重视人体"阴阳自和"的功能；论治本于"和"。张仲景在《伤寒论》中创设的桂枝汤、小柴胡汤等经方，成为后世和解法的代表方剂。桂枝汤调和营卫、调理阴阳气血，被尊为"群方之首"；小柴胡汤用于治疗半表半里之少阳证，虽未明确提出和解法，但其蕴含"和解"之意，成为后世"和法"的核心要义。《伤寒论》中的半夏泻心汤、黄连汤、乌梅丸等方剂，寒热和合、辛开苦降、清上温下，蕴含"和法"调和之旨，也成为"和法"的代表方剂。

3. "和法"的提出

"和法"提出于金代，成无己提出了狭义的"和法"概念，其在《伤寒明理论》中将"和法"解释为"和解少阳"，其具体表述为"太阳转入少阳……邪在半表半里之间……与小柴胡汤以和解之"，由此可见其将"和法"等价于和解少阳法，专用于治疗半表半里少阳证，代表方剂为小柴胡汤。这种观念有一定的局限，但对于"和法"观念的提出具有推动和助力的作用，也成为后世"和法"狭义概念的代表。直到明清时期，"和法"经过医家在实践中不断丰富与演绎，广义"和法"的体系愈发充实，由此"和法"观念出现狭义与广义两个层面。

4. "和法"成为临床主要治法

将"和法"作为中医临床研究主要治法并为中医治疗提供理论的框架的是清代医家程钟龄。程先生将运用于中医临床诊疗中的常用治疗方法进行总结归纳，提出了"医门八法"的概念，分别为汗法、吐法、下法、和法、温法、清法、补法与消法。此举明确了"和"在治法中的基础地位，影响深远而持久。戴天章更加详细地阐述了"和法"的观念，增加了和法的治疗内容，其在《广瘟疫论》中提出"和法"不是一种单一的治法，而是多种治法的总和，包括和解少阳法、寒热并用法、补泻和剂法等治法，完善了"和法"概念，为"和法"成为临床主要治法提供了理论支持，为后世中医治疗指明了方向。

二、"和法"的定义

根据"和法"的学术起源可知，"和法"的定义分为广义与狭义两种。狭义的"和法"主要是指和解法，运用这种方法调畅人体气机，疏通人体气血运行，以此使营卫气血和合、阴阳表里和合、脏腑气机和合以及寒热温凉和合，达到人体的理想健康状态。和解法的主要组成包括和解少阳、开达膜原、营卫调和等治法。广义的"和法"范围更为宽泛，不仅包括狭义的"和解法"，还包括其他具有调和作用的治法，凡是具有"谨察阴阳所在而调之，以平为期"功效的方法，都属于"和法"。根据《中医临床诊疗术语国家标准（治法部分）》，和解法包括：和解表里、和解少阳、和解透表、开达膜原、驱邪截疟、调和肝脾、疏肝和胃、抑肝和胃、调和肠胃、调气和营、温上清下等治法。

三、"和法"的临床运用

很多医家运用"和法"治疗各种常见疾病，比如消化系统疾病、肾脏系统疾病、心血管疾病等。根据不同系统的疾病，医生会选取"和法"中的不同角度去治疗疾病。王强主任以"和法"为主纲结合黄元御的"一气周流"学说形成了独到的辨证思路。王强主任认为，人体正常情况下为表里和合状态，"表"意为人体肌表，"里"意为人体脏腑。维持人体正常表里和合的基础是中土脾胃之气，中土位居人体中位，是和合状态的起始点，正如黄元御的"中气升降，和合四维"之说。中土左旋为己土脾也，己土左升为肝，上升为心；中土右旋为戊土胃也，戊土右降为肺，下降为肾。当患者出现不适症状时，提示人体和合状态已被打破，必会脾胃不和，继而必会累及四象，出现肝胃不和、坎离不和等，此为里不和之证。表里互为阴阳，里不和必会导致表不和，经络气血逆乱。营卫者，经络之气血也，因而出现营卫不和之证。与之对应，王强主任在"和法"的运用上，主要包括以下五种。

疏肝和胃法：由于肝气郁滞以致周身气机运行不畅，木郁土壅，采用疏肝和胃法以调畅肝气，和胃止痛，理气运土。以小柴胡汤为代表方剂，药物组成为柴胡、半夏、党参、黄芩、生姜、大枣、炙甘草。

调气和营法：机体营卫表里失和，运用调气和营方法以协调营卫关系的治法，使营卫条达。以桂枝汤为代表方剂，药物组成为桂枝、白芍、炙甘草、大枣、生姜。

调和脾胃法：机体脾胃气虚、脾失健运、胃失和降，经言"胃不和则卧不安"，以健脾和胃、调和气机为治则。以半夏泻心汤为代表方剂，基本药物组成为半夏、黄连、黄芩、干姜、炙甘草、党参、大枣。

抑肝和胃法：肝气旺盛以致疏泄气机太过，木克脾土，采用抑肝和胃法以收敛肝气、和胃柔肝之法，以芍药甘草汤为代表方剂，药物组成为白芍、炙甘草。

调和心肾法：机体坎离失和、心肾不交，采用调和心肾的治法，以升降阴阳水火，交通心肾。以交泰丸为代表方剂，药物组成为黄连、肉桂。

四、小结

从《黄帝内经》中的调和阴阳平衡，到《伤寒论》中"和法"的进一步发挥，再到金代成无己对"和法"概念的提出，以及明清时期"和法"体系的完善，我们可以看到"和法"在中医学中的重要地位和不断演进的历史脉络。王强主任将"和法"与黄元御的"一气周流"学说相结合，形成了一套独到的辨证思路，针对各种常见疾病如消化系统疾病、肾脏系统疾病、心血管疾病等，运用"和法"进行治疗，并取得了显著的疗效。

第五节　开阖升降，六经气化

一、"六经气化学说"的理论来源

气化这一名词是一个哲学的概念，它是中国哲学对于宇宙中一切存在事物运动变化的描述。气化学说则源自唐代王冰所注释的《素问·六微至大论》"愿闻天道六六之节盛衰何也"，即对天地之气运行规律的回答："上下有位，左右有纪……厥阴之上，风气治之，中见少阳……"《素问·生气通天论》中有云："天地之间，六合之内，其气九州、九窍、五脏十二节，皆通乎天气。"天地之气的运动变化规律正是气化学说的核心内容，这是古人对于天地之气变化的一种推演，也是将天地间的自然规律运用到中医学上的体现，正符合中医"天人合一"的思想。张志聪在《伤寒论集注·凡例》中说道："三阳三阴谓之六气。天有此六气，人亦有此六气。"《素问·宝命全形论》中也说："人以天地之气生，四时之法成。"通过这些也更能印证人体五脏六腑及经络本就是天地之气的化生。人体内部气机的运行规律与自然界的运行规律一致。天之六气变幻莫测，人之六气的运动失常则会导致疾病发生。因此张志聪将《黄帝内经》的气化学说与"天人相应"的理论结合到一起，用以解释《伤寒论》的六经病，他把六经病的病因归结为六气的失常，由此总结出了六经气化学说。

1. 六气的含义

六气的概念最早见于《左传》，"天有六气……六气曰阴阳风雨晦明"，这里的"六气"仅仅指代不同的气候，到《黄帝内经》六气的概念更加明确，包括风、寒、暑、湿、燥、火。不过其含义并未变化，仍然是指天地之间不同的气候。天之六气反映的是一年之中季节特征的变化，而季节变化归根结底反映的是自然界阴阳的运动状态，结合中医"天人合一"的思想来解释，六气的本质即为天地之气交流的不同形态。

2. 六气与六经的结合

《素问·天元纪大论》中说："寒暑燥湿风火，天之阴阳也，三阴三阳上奉之。"目前观点认为：六经为三阴三阳——太阳、阳明、少阳、太阴、少阴、厥阴的总称，天之六气为风、寒、暑、湿、燥、火，六气的本义正是源于此。人之六气则是由五行化生而成，彭子益在其书《圆运动的古中医学》中写道："人秉大气五行而生脏腑。五行化生六气，因五行各一，惟火有二（君火、相火），故曰六气。"因此人之六气木、君火、相火、土、金、水对应天之六气，称为厥阴风木、少阴君火、少阳相火、太阴湿土、阳明燥金和太阳寒水。

二、"六经气化学说"的内容

1. 标本中气理论

标本中气的概念在《素问·六微旨大论》中明确提出："少阳之上，火气治之，中见厥阴；阳明之上，燥气治之，中见太阴；太阳之上，寒气治之，中见少阴；厥阴之上，风气治之，中见少阳；少阴之上，热气治之，中见太阳；太阴之上，湿气治之，中见阳明……本标不同，气应异象。"所谓标气就是命名，《素问·至真要大论》认为"阴阳之气各有多少,故曰三阴三阳也",太阳为三阳,阳明是二阳,少阳只有一阳;同样地,太阴是三阴,少阴有二阴,厥阴只有一阴。如少阴君火,少阴为君火之气的标气;少阳相火,少阳为相火之气的标气。所谓本气就是用三阴三阳的概念划分六经之气,是依靠六气本质上的不同来划分的,如少阴君火,少阴经的本质属性为寒水之气;少阳相火,少阳经的本质属性为相火之气。这种反应六经之气的阴阳多少的状态,称为本气。因此,就六经与六气的关系来看,六气是本,六经为标,六经不过是描述六气在天地间运动状态的名称。"中气"的概念则是考虑到六气在构建人体生理结构时,其内外表里的连接交换和协调统一的功能,如太阳和少阴互为中气,少阳和厥阴互为中气,太阴和阳明互为中气。中气所关联的两气属性相反,皆为一阴一阳之性,如寒热为水的阴阳态,风火为气的阴阳态,燥湿是土的阴阳态。

由此理论可知,六经为标,那脏腑更为标,郑钦安认为"五脏六腑皆是虚位",各个脏腑的不同功能正是天地之气的运动规律投射在人体上的不同表现。中医上的脏腑正是因功能不同而划分的,这也解释了为何传统医学的五脏六腑的定义与现代医学有所差异,因为它们本来就是独立的两个体系,现代医学的理论是建立在解剖学基础上产生的,先有形后有其名,而中医学则更看重脏腑的功能而非结构。

2. 开阖枢理论

开阖枢的说法见于《素问·阴阳离合论》:"是故三阳之离合也,太阳为开,阳明为阖,少阳为枢……三阴之离合也,太阴为开,厥阴为阖,少阴为枢。"也有学者认为开阖枢理论源于上古四时八节"分至启闭"的说法,在当时用来描述天地间四时、阴阳的运动变化规律。后《黄帝内经》将"天人合一"的思想引入中医学,将开阖枢理论总结成天地之气在人体内由升发转化为闭藏的过程。《黄帝内经》中的这段话的意思延伸来说即为:太阳主开,即太阳经的经气的运动方向为向上向外升发布散的,位于人体最外层,具有抵御外邪的功能;阳明主阖,阳明经的经气收藏于内,阳气最旺盛,主受纳腐熟并向下传递水谷精微;少阳主枢，枢者，转动也，居于人体半表半里之间，外达腠理，内合三焦，是人体枢机所在；太阴主开，布散一身气血津液于外，同时升举一身清阳，是为开；厥阴为阖，肝藏纳血液于内，心包经护卫君火，皆为阖的功能；少阴经主枢，向上济心火，下滋肾水，使得水火相济。六经离、入、出、合的气化运动，外通于天气，内联脏腑，一旦运动失常，疾病由此而生。

三、小结

从气化哲学概念的引入，到《黄帝内经》中对天地之气运行规律的详细描述，再到张志聪将气化学说与"天人相应"理论相结合，"六经气化学说"将宇宙自然规律与人体生理病理相结合，形成了一套独特的中医理论体系。"六经气化学说"通过标本中气理论和开阖枢理论，阐释了六经与六气之间的内在联系，以及它们在人体生理和病理中的作用。这一理论不仅揭示了脏腑功能与天地之气运动规律的对应关系，还为中医辨证施治提供了理论依据。通过调和人体气机，恢复六经气化的正常运行，从而达到治疗疾病的目的。

第六节 从六经辨证论治瘿病

治疗瘿病时与其他疾病并没有本质的区别，都是在六经辨证的思想下遣方用药，关键要点在于看清患者全部病机，因为六经关系错综复杂，错看漏看某个病机都会导致治疗大打折扣。

一、从六经阐发"湿生痰，痰生热，热生风"的学术思想

"湿生痰，痰生热，热生风"出自《丹溪心法》中的中风篇章，是朱丹溪继刘完素"将息失宜，水不能制火"的观点后提出的理论。"湿生痰，痰生热，热生风"这一病理变化过程反映了人体内气血精津液的状态，六经作为理论骨架，包含阴阳变化之理，其中太阴主湿土，湿在寒热的影响下容易变痰，而痰性质胶

着阻碍气机易化火生热，对应少阴君火，火热耗伤津液，津液匮乏则叶焦枝槁而易生风，可见"湿生痰，痰生热，热生风"不仅是体内物质变化，也是六经在人体内变化的体现。由此入手，不失为临床诊治瘿病多开一条新的思路。

1. 六经的本质

六经辨证出自《伤寒论》，但原文并无六经概念的提出，而是后人根据《伤寒论》的叙写将其分为三阴三阳六部而成六经之说，而三阴三阳则是《黄帝内经》中已有的概念。许多典籍遗失，在《伤寒论》问世之后许久才引起重视研究，到如今，关于《伤寒论》的论述已经浩如烟海，可对于《伤寒论》和《黄帝内经》中三阴三阳也即六经概念是否相同的争论却一直未能得到很好的解释。王庆国等人总结关于六经学说研究的内容时归纳出41种学说，其中为人所熟知的有朱肱的"经络说"、钱塘二张的"气化学说"、章太炎的"脏腑说"、柯琴的"六经地面说"、岳美中的"时空说"等。除此之外，还有许多人结合现代科学或哲学模型来解释，一些论说确有所发挥，但诸多的论述却容易陷入注疏愈多、真理愈晦的尴尬境地。这里不妨借陆九渊的"六经注我，我注六经"的哲学问题来思考，尽管此处六经并非指三阴三阳，但同样是指对学习经典的一种态度。在探究六经问题的思考学习过程中应当发自本心，不必尽同，而不应陷入本本主义。

2. 王强主任对六经的理解

王强主任认为《黄帝内经》所描述的六经与《伤寒论》六经不尽相同，伤寒之六经与《素问》中运气七篇大论相关，而运气七篇是否为《素问》遗失的第七卷存疑，因《黄帝内经》其余篇所述六经大致为经络或者热病症候群，行文风格、所载内容与相关篇幅也与七篇大论也有较大差异。在理论上，王强主任较为赞同张志聪的伤寒气化学说，他认为尽管关于《伤寒论》有诸多学说，其实大多都是在讲同一个道理，只是认识的层次与方向不一样。三阴三阳是古人用来认识万物自然变化规律的符号，就如《周易》中的阴爻、阳爻为阴阳的符号，而符号的组合排列又成为新的符号，故《伤寒论》用三阴三阳来概括所有疾病的情况实则是一种方法论。古人从对自然的观察中发现人居天地之间，秉受天地之气，与自然和谐相融，而后诞生出了天人合一的思想，张志聪便在此基础上提出"天有六气，人亦有此六气"，认为人感于天无形之六气与地有形之五行而生，六气以配三阴三阳之经脉，脏腑骨肉经脉皮毛以应五行，病在无形之六气会影响有形之身体，病在有形也会影响无形之气，此为形气相感。六气内生于五脏，外布于体表，分布虽有内外之异，但彼此又有上下相贯、表里相通、相互转化的关系。将六经归结为气化、经络、脏腑的统一体，并提出《伤寒论》中三阴三阳之病多为六经气化病，涉及脏腑经络的只占少数。王强主任认为气化实则为气候之变化，《伤寒论》的方子都具有时空的信息，患者患病也具有时空的意象。比如，当下是在北方冬季，而患者此时脉象却是春季脉象，则需要通过治疗将患者体内升发之意调成收藏之象，实际上就是在调整患者体内的气候。一年之气，简而分之则是阴阳二气、三阴三阳六气；再细分则有五日一候，一日之子午流注等。无论如何，在治疗时都当仔细诊明患者体内疾病属于是什么样的气候、发病时间特点等，三因制宜，选择相应时空处方应用。

3. 王强主任对"湿生痰，痰生热，热生风"的阐释

如前所述，王强主任认为气化是气候之变化，人身体内营周不休，阴阳相贯，如环无端，六气变化也一刻不会停歇；若六气运行受扰，则会出现病态的变化，六气本身是无形的，不病则不现，一旦受邪气影响则显现，就如阳爻运行不畅中间断裂则化为阴爻显现出来，所谓"阳化气，阴成形"即是此理。"湿生痰，痰生热，热生风"即是体内正常津液运行失调则生成痰湿、血瘀、积食等有形之邪的过程，气化失常引起物质改变又反作用于气化，代谢性疾病大多都有此规律。现代医学也发现血管硬化的过程先是脂肪、胆固醇等的堆积，而后出现炎症反应，当斑块形成、局部血流不畅则易出现湍流现象，整个过程与"湿生痰，痰生热，热生风"过程一般无二。同样的，甲状腺疾病也有类似过程，初起为气滞湿痰结于颈部而成结节，随着病情发展继之出现代谢异常增快、机体产热增多，并会逐渐出现突眼、肌无力、头晕、脱发等风象表现。

如前所述，六经为气化、脏腑经络的统一体，其具体内容仍不外乎"八纲辨证"

中的阴阳寒热表里虚实。任应秋在此基础上将两者结合一起辨证论治，三阳为病，性质属热、实；三阴为病，其性属虚、寒；三阴三阳又在病位上分为表里与半表半里，其中太阳在表可发汗，而少阴在表不可汗，阳明在里可下，而太阴在里不可下，少阳半表半里用清解之法，厥阴半表半里不可清解。瘿病辨治时同样遵循这个规律，虽说其属于皮里膜外，半表半里，但不能固化思想，若其有增生的趋势也可辨其病在表，若其有变硬的趋势也可辨其为在里，临床中应活学活用。

二、六经辨证在诊疗瘿病中的应用

1. 中医对瘿病的认识

中医对瘿病的认识和治疗有着悠久的历史。长期情绪不畅、饮食不节以及生活环境等因素，会导致气滞、痰湿、血瘀等病理变化，从而形成瘿病。在《诸病源候论》中提到，瘿病是由忧恚气结引起的，同时也指出，长期居住山水黑土之地容易患上瘿病。该书还详细介绍了三种不同类型的瘿病，包括血瘿、息肉瘿和气瘿，并分别提出了破之、割之、针之的治疗方法。随着医学的发展，东晋时期的葛洪在治疗瘿病方面取得了重要突破。他发现，使用昆布、海藻等含碘丰富的药物进行治疗，效果显著。在此基础上，后世医家创立了许多治疗瘿病的方剂，如昆布丸、人参化瘿丹、海藻汤、五瘿丸等，并得到了广泛应用，为中医治疗瘿病提供了丰富的实践经验和理论依据。

2. 瘿病与少阳的关系

少阳为人体气血较弱，邪气突破体表和肺，进入半表半里之位的一种状态。这个半表半里的位置主要在于肝胆之处，此时表现形式为邪气压迫身体内气血，生热生痰，热重而向上冲，出现少阳证寒热往来，心烦喜呕，默默不欲饮食等症状。少阳位于半表半里之位，甲状腺位于两侧颈部皮里膜外，也属于半表半里之地。甲状腺对人体内分泌代谢具有调节作用，其神经体液调节具有传递的作用，这与少阳主枢的特性相似。此外，胆经循行经过颈部两侧，肝经经过颈部咽喉，因此无论在病位还是病性方面，从少阳论治瘿病都有据可循。少阳有痰又热，为气化失常而致湿痰生热。这种现象的本质在于气血弱导致疏泄不足，形成郁结。由枢机不利导致升降失调，故用小柴胡汤来和解。其中柴胡具有疏肝郁的作用，黄芩可以清上热，半夏有化痰湿的功效，党参及姜枣草则能调补气血，以达到恢复患者气血和合，升降有序的目的。

3. 王强主任治疗瘿病的思想

王强主任认为瘿病患者常因所愿不遂，情绪压抑而内耗气血，肝胆疏泄不畅处于少阳状态，故在六经辨证中常将其辨为少阳病，常选用小柴胡汤作为基本处方。但往往在实际临床中，很少有瘿病患者是单纯的少阳证，此时若单用小柴胡汤治疗可能会出现效果较差或没有效果，甚至可能会起反作用。因此，王强主任强调治疗瘿病需要全面把握病机，分步骤进行治疗。不能一听结节二字，就盲目采用软坚散结、活血化瘀的方法。另外，他还主张治疗瘿病的首要任务是调整患者体内的升降秩序，改善致病环境。在此基础上，针对结节的治疗往往放到最后。并且还认为随着年龄的增长，人体出现一些结节是正常现象，就如同树木老化后会生出疙瘩，这与疾病本身并无直接关系，不需要过度治疗。2015年美国甲状腺协会（ATA）指南也提出：找出所有直径＜1.0cm甲状腺结节进行评估及处理弊大于利。

4. 王强主任辨证分型论治瘿病

王强主任认为治疗瘿病时需要注意调神并用，神其实是一种有序的阴阳和合的状态，当人体神不安时则体内之序扰乱，此时就容易出现瘀堵，交通闭塞，产生结节甚至癌肿。临床中王强主任辨治瘿病时始终从少阳为基本出发，从湿生痰、痰生热、热生风的角度辨证论治。少阳本火标阳，从本则相火安位，病则从标而成邪火，造成寒热不均等一系列症状，故往往将其分为寒热两个部分，而后再从下细分，常见有气郁痰阻证、脾虚湿困证、肝火内盛证、痰瘀互结证等。患者初起大多因为情志内伤，出现气滞，津液不畅，气滞则人体自身会调动阳气解郁，易化火邪炼液为痰，此时常见证型即为气郁痰阻，随着病情进展，壮火食气，气食少火，患者逐渐出现气虚的症状，这期间常见证型为肝火内盛证和脾虚湿困证，这两种证型往往混杂出现，与患者体质有密切关系，病因归根结底还是与肝胆相火相关；再进一步发展，患者气滞气虚，卫气不行，营气不通，出现痰瘀互结证，之所以结在颈部，可以从意象上解释为患者因长期压抑内心，欲言又止，逐渐积攒了许多话语在喉间，此时又阳气衰弱，阴气渐盛，阳化气，阴成形，故颈部逐渐从无形而生出有形之结节，甚至肿瘤。

王强主任习惯应用小柴胡汤和桂枝汤作为底方加减治疗，小柴胡汤中柴胡和黄芩一升一降，桂枝汤中桂枝和白芍一升一降，二方合用维持基本气机运转，既能散在上之邪气，又能降内郁之邪热。在辨治气郁痰阻时辨证要点在于患者脉象弦而有力，常见患者有嗳气，喉间似有物，吐之不出，吞之不下，腹胀等症状，病位在三阳，常用处方为柴胡桂枝汤、半夏厚朴汤、五苓散、四磨汤、白虎汤等，此时患者正气充足，故治疗偏为攻为主，视患者病位上下而采用之。在辨治脾虚湿困时辨证要点在于患者一般相对肥胖，乏懒困顿，舌胖而脉细软，常用桂枝汤、五苓散、防己黄芪汤等，对于部分仍有上热症状者，可以合小柴胡汤或加郁金、夏枯草等。对于肝火内盛证患者则以清肝泻火为主，但需顾护脾胃，常用小柴胡加桂枝汤、白虎汤、栀子豉汤、百合知母汤等。痰瘀互结证在临床中较为复杂，癌变者居多，病机多变，需随证治之。

三、小结

王强主任对"湿生痰，痰生热，热生风"的理解是，气化失常引起物质改变，又反作用于气化，这一过程在代谢性疾病中普遍存在。瘿病的发展过程也符合这一规律，从气滞湿痰到风象表现，体现了六气运行受扰导致的病态变化。王强主任从少阳出发，根据"湿生痰，痰生热，热生风"的阶段进行辨证论治，将瘿病分为气郁痰阻证、脾虚湿困证、肝火内盛证、痰瘀互结证等，并根据患者的具体症状和体质，灵活运用小柴胡汤、桂枝汤等方剂进行治疗。

总结来说，王强主任的治疗思想和方法体现了中医辨证施治的原则，通过调和人体气机，恢复六经气化的正常运行，从而达到治疗瘿病的目的。这种治疗方法不仅提高了治疗效果，也为中医治疗瘿病提供了宝贵的经验和理论依据。

第七节　温阳益气，豁起沉疴

原发性支气管肺癌是起源于支气管黏膜或腺体的一种恶性肿瘤，简称肺癌，是目前已知的各种恶性肿瘤里发病率最高的一种，全世界范围内每年有超过 180 万的患者确诊为肺癌。在我国肺癌既是发病率最高，也是死亡率较高的恶性肿瘤疾患，特别是在吸烟人数增多、环境污染等重要影响因素下，近些年肺癌的发病与死亡呈逐年上升趋势。肺癌从病理层面来说主要分为小细胞肺癌（SCLC），还有非小细胞肺癌（NSCLC）两大类，其中，临床上以后者较为常见，占 80%～85%，其又可分为鳞癌和腺癌。肺癌目前的治疗是采取多学科综合治疗与个体化治疗相结合的模式，主要治疗手段有：手术切除、放疗、化疗、靶向治疗等。虽然目前现代医学针对肺癌的治疗措施趋于多元化，但是所取得的疗效还是有限，至今还没有跨越性进展，且还伴随不良反应等诸多问题。以化疗为例，含铂类方案是目前标准的一线化疗方案，大型多中心随机试验表明，化疗药物与铂类药物相组合的治疗方案，一年生存率仅为 30%～40%，且易有骨髓抑制等不良反应。

中医学在肺癌治疗方面的优势越来越受人们重视，其不仅可以提高患者的生存周期，改善生存质量，配合现代医学的治疗手段还可起到增效减毒的作用，并且中医学的治疗措施相对简便价廉，可在一定程度上减轻肺癌患者的经济负担。

王强主任在长期的临床实践中发现，绝大部分的肺癌患者中医辨证属于阳虚痰凝证，并总结出了阳气虚损，寒邪留滞，脉络不通是形成肿瘤的根本内因。阳虚主要责之于肺、脾，肾三脏，其中尤以肾阳最为关键。肾阳又称"元阳""真阳"，乃一身阳气之根本，肾阳既虚，肺脾之阳气亦虚，阳虚无力温化水饮，寒痰水饮之邪结聚，阻塞脉络而发本病。故王强主任认为本病乃是阳虚为本，痰凝为标,治疗上应注重"温通"。王强主任据此选用麻黄附子细辛汤加减治疗阳虚痰凝证肺癌患者,临床疗效较好。

一、病因病机责之于"阳气虚衰"

"阳气"以肾为根、以脾为本,是人体生命活动的物质基础、动力来源,换句话说,机体维持正常的生命活动主要是依靠阳气的作用。《素问·生气通天论》中说道:"阳气者,若天与日,失其所则折寿而不彰……"阳气对于人体来说,就像天上的太阳一样,如若人体阳气虚衰,不能发挥正常的作用,则人之寿命就会缩短。在此基础上,后世对于阳气的重要性又做了进一步阐述,如郑钦安在《医理真传》中指出,人的躯体能够体现出生命的存在,全是依赖阳气的作用。阳气没有虚损,自然就不生百病。张介宾提出"天之大宝只此一丸红日,人之大宝只此一息真阳",阳气根植于体内则生命可得以延续,反之则死。阳气一虚,寒湿之邪可趁机侵犯人体,侵入人体后又会进一步伤及阳气。《黄帝内经》中说到疾病的本质不外乎阴阳两方面,阳的其中一个作用就是起到卫外防御的功能,如果阳不足就不能更好地履行卫外防御固摄的职能,所以风寒六淫之邪得以侵入人体。六淫之邪气中,寒邪容易伤及阳气。《景岳全书·新方八略引》中提到寒邪有不同的来源,一是寒邪侵犯肌表,或是阴寒之邪直中脏腑,这些都属外来之寒。二是本来之寒,生成于无声无息之间,生成之初人们察觉不到,也探究不到它生成的原因,此种寒邪致病是最多的。而后张介宾系统的总结寒之成因时指出,人们可能由于先天禀赋或耗散等原因,以致机体阳气不足,这时很有可能导致寒从中生。综上所述,机体阳虚阴寒,卫阳不固,外寒则易内侵;外寒日久不化,又能损及人体阳气,导致内寒中生。针对物质的运动变化,从阴阳学说出发,可概括为"阳化气,阴成形",即指物质从有形的实体通过运动变化成为无形之气,这一过程属于阳。而反过来,无形之气通过聚集凝结成为有形物质的过程属于阴。故王强主任认为,因人体阳气虚弱,导致卫外固护之力减弱,在内又失于温煦推动,继而影响气血津液运行；脉络瘀阻，气滞血瘀，湿聚痰凝，日久有形的癥瘕积聚便形成了。肺癌发病也是如此，肾主水，为水之下源，肾阳为一身阳气之根本，肾阳虚衰日久，肺脾之阳气亦衰。脾胃位居中焦，为气机，水液运行之枢纽，脾胃阳气虚弱，则"主运化"功能失常，痰湿之邪内生，即"脾胃为生痰之源"。寒痰湿邪凝滞于肺，肺阳已虚无力温化寒饮，气机郁滞，血行不畅，则肺"主皮毛，司呼吸""宣发肃降"等功能失常，就会表现出畏寒肢冷、倦怠乏力、咳嗽吐痰清稀、周身疼痛、舌淡紫有瘀斑、苔白腻、脉沉紧等阳虚寒凝、痰瘀互结的临床表现。此外，肺为"水之上源"，肺"主治节，通调水道"，肺的功能受影响又可加重寒湿痰凝的程度。肿瘤是阴寒之邪蓄积到一定程度而出现的病理产物，阳虚则又是产生阴寒之邪的病理基础。阳虚既是发病的内在因素，又是疾病发展中的一种病理表现。可见寒邪在肺癌发病中起着重要作用，肺癌的形成与阳气不足寒凝瘀滞有关，阳虚寒积是肺癌形成的主要病理因素。

二、阳虚痰凝型肺癌的辨证要点

根据临床观察可知，肺癌患者常见神疲乏力、畏寒肢冷、咳喘、纳差、痰多、小便清长、痰色白质稀、胸闷气短、小便频数、大便稀溏等症状，即以肺脾肾三脏症状为主。肾阳虚衰，则温煦推动功能减弱，故出现神疲乏力，畏寒肢冷，肾气不固则小便清长，小便频数。肾阳为一身阳气之根本，肾阳一虚，肺脾之阳亦虚，脾胃阳虚则失于运化，故纳差乏力。脾虚生痰上输于肺，肺阳虚衰无力温化痰饮，痰饮结聚日久，气机郁滞，血行不畅，最终致痰瘀互结，影响肺主气司呼吸、宣发肃降的功能，故患者咳喘、痰多、痰色白质稀、胸闷气短。舌象则是以齿痕舌、苔白、舌淡黯、苔白腻、舌淡、舌紫黯、苔白腻水滑等为主。脉象则是以脉沉紧、脉弦紧、脉沉、脉沉细涩、脉沉细、脉沉弦细、脉沉濡、脉沉弦紧等为主。

王强主任指出，部分该证型癌患者，临床上可见一定程度的热象，此乃寒湿痰饮之邪结聚日久，郁而化热所致，断不可认为其属火热证而投以苦寒清热之剂，这无异于雪上加霜，饮鸩止渴。此类患者虽可见发热、汗出、口干、咳痰色黄、烦躁等表现，但察其脉象仍弦紧或沉弱，局部舌苔虽可见黄色，但色偏晦黯，总体仍以白腻苔为主，临床见此，不可不识。在治疗上还应本着"温通"的基本原则，沉寒痼疾一去，郁热自当散去。

三、麻黄附子细辛汤治疗阳虚痰凝型肺癌的理论基础

麻黄附子细辛汤出自《伤寒论》第301条"少阴病，始得之，反发热，脉沉者，麻黄附子细辛汤主之"，本方原为阳虚外感而设，阳虚而卫外能力减弱，导致病邪初入太阳，同时又直中少阴，即属太少两感之证，表里同病。少阴证多有阳衰阴盛的特点，症状以无热畏寒为主，但今"反发热"故知有表证，表证脉当浮，但此时病邪已入少阴，故脉沉，在治疗时应表里同治，温里兼散表寒，以麻黄附子细辛汤主之。王强主任认为肺脾肾三脏阳气不足，进而寒邪内侵留滞，凝聚成痰，阻塞脉络；脉络不通是造成阳虚痰凝型肺癌的主要原因，麻黄附子细辛汤中，麻黄既可发散在表之寒邪，又可宣肺平喘，利水消肿。附子归心、肾、脾经，既可温补命门水土之火，振奋阳气，又可止痛。细辛入肺肾经，辛温走窜，内可助附子补火助阳，外可助麻黄解表散寒，温肺化饮，基于其走窜之性，还可攻逐痰瘀互结之邪，正如《本草经疏》中所说，细辛乃属风药，风的本性是升，升即是向上运动，其味辛，辛则向左向右运动，其性温则可发散，故细辛可治咳嗽喘逆，肢节拘挛，风湿痹痛，头身疼痛等症状，三药合用，相得益彰，故麻黄附子细辛汤可用于阳虚痰凝型肺癌患者。

四、小结

王强主任强调阳气虚衰是肺癌发病的关键，其中肾阳的虚损尤为关键，提出了以扶正温阳、豁痰散结为核心的治疗肺癌策略。阳气不足导致寒邪内侵，痰湿内生，脉络受阻，最终形成肿瘤。在辨证要点上，他注重肺脾肾三脏的症状表现，结合舌脉变化，准确把握阳虚痰凝证型。王强主任将麻黄附子细辛汤应用于阳虚痰凝型肺癌的治疗，体现了其"温通阳气"的治疗思想。方中药物

的配伍，既温补阳气，又散寒解表，提高了阳虚痰凝型肺癌患者的生存质量，显示出良好的疗效。

第八节　一气周流，斡旋升降

一、"一气周流"的学术起源

1. 《黄帝内经》中的"气"

《黄帝内经》认为气乃万物之本源，并指出了人不仅由气生，且人的气血、经络、脏腑随气机升降而运行。《素问·宝命全形论》中有言："人禀天地之气生，四时之法成。"认为人禀赋天气、地气而生，随四时节气成长。《阴阳应象大论》中有言："地气上为云，天气下为雨。"天气为阳，地气为阴，清阳上升，浊阴下降，天气与地气相交，清阳与浊阴相合乃成人。而人的生长、发育是随四时节气而行，春生、夏长、秋收、冬藏，随春气生发，夏气生长，秋气收敛，冬气封藏。由春为一年之起始，冬为一年之终端，形成周而往复的循环。

人生于天地，长于四时，故人的气机运化当与天地、四时相同，以升降出入为主。升与降相互对立，相互制约，同时相互联系，相互影响。人的脏腑有升降，《素问·刺禁论》云："肝升于左，肺藏于右。"《素问·五运行大论》中又有云："上者右行，下者左行。"即肺为上，气机以右侧肃降为主，肝为下，气机以左侧升发为主。人体的气血精液运行亦赖于气机升降，《素问·经脉别论》中"饮入于胃，游溢精气，上输于脾，脾气散精，上归于肺，通调水道，下输膀胱，水精四布……"水谷入于体内，依靠脾胃气机升降运化，胃腐熟运化水谷，将精微之气输送于脾，脾气升清使精气上归于肺，肺气肃降以通调水液运化下输于膀胱。《素问·六微旨大论》曰："升降息则气立孤危。"若人无气机之升降，则阴阳决绝，乃死证。

2.《伤寒论》中的"气机升降"

张仲景的《伤寒论》将气机升降理论应用到辨证论治中,并且在治则治法、治疗方药上都体现出了气机升降。在文中记载大量气机升降失常导致的病证,主张治疗疾病应当顺应脏腑气机升降、注重方药升降两方面,如小青龙汤、黄连阿胶汤以及半夏泻心汤等,均为后世调整气机升降之经方。小青龙汤宣降肺气、调节水饮,治疗外寒里饮证;黄连阿胶则泻心火以滋肾阴,交通心肾。以半夏泻心汤为首的五大泻心汤,半夏泻心汤、生姜泻心汤、甘草泻心汤、大黄黄连泻心汤以及附子泻心汤,针对脾胃疾病的不同症状提出对应升降脾胃气机的治疗方法。《伤寒论》中对于气机升降的临床应用将理论与实践相结合,为后世医家用药提供了宝贵经验。

3."一气周流"理论的提出

《黄帝内经》与《伤寒论》中只讨论了气的运动方式,以及在治疗疾病和组方用药上的应用。最先提出"一气周流"理论的为黄元御《四圣心法》,其认为"左路木火升发,右路金水敛降,中焦土气斡旋",水谷之气为气血精液阴阳化生来源。心肾为升降之根本,肝肺为升降之辅佐。脾胃中焦为枢轴,脾气为阳,左旋上升引肾水滋养肝木;胃气为阴,右转下降心火以敛肺金。黄元御总结前人经验,在此基础上提出以"中土之气"为核心的"土枢四象,一气周流"的理论体系。认为以先天元气带动脾胃之气斡旋升降,脾升胃降从而带动肝、心、肺、肾左升右降,气机环绕不休。

4."一气周流"理论的临床应用

诸多医家运用"一气周流"的理论治疗各种常见疾病,包括消化系统、呼吸系统以及心血管系统疾病等。如韩宁在"一气周流"的理论基础上形成以土湿为失眠核心的辨证体系,并延展为燥土湿、温水寒、解木郁、清上热的治疗原则。又如马占平基于"一气周流"理论治疗慢性阻塞性肺疾病,认为慢性阻塞性肺疾病病因为痰饮,疾病本质为本虚标实。痰饮与脾胃最为密切,脾为生痰之本。故治病当以扶正祛邪为主,扶肺脾正气,祛水湿痰邪,以健旺中土脾胃之气为治疗原则。

二、对"一气周流"理论的认识

王强主任认为"一气周流"指的是气血在周身运行的状态，如同天地之气与人体之气的关系。人为万物之灵，由天地之气所养，气在人体之内的运行非一个闭合的圆环状态，而是与外界相交互沟通的。"夫自古通天者，生之本，本于阴阳"，故人的生命与天地之气相交，以阴阳为本，阳在气而阴在血。气血周流自成体系，一气周流全身，形成五脏六腑以及筋骨经脉所养的内环境。在其周流斡旋同时，气机升降出入和谐即自成循环。如阳气周流不息则因气"源出中焦，总统于肺"。脾胃中焦运化虽为分清泌浊之根本，但肺气输布的职能也不可或缺。人体乃大的循环宇宙，调节疾病不能局限单一，而要整体论治。而阴阳之气周循到不同部位都会有其对应名称，例如气循至膻中，与清气相通，为宗气；循至关元，潜藏于本，为元气；行于外表，则为卫气；行于脉里，则为营气。位置不同，名称不同，形态不同，但诸气皆为"一气"。

中医学的治疗并非孤立地针对某一症状或器官，而是从整体上调整和优化人体的气血循环，使之与外界环境相协调，从而恢复和维持身体的健康平衡。王强主任根据多年对古代经典医籍的学习以及临床治疗经验，认为人体生理病理皆受气机斡旋升降出入所影响，"道生一，……三生万物"，诸气皆可归于一气。"一气周流"涉及气血在人体内部的循环流动，以及与外界环境的交互。气机畅达，周流全身，经脉脏腑得以濡养。气血的旺盛与循环不仅依赖于脾胃的运化功能，还需要肺气的宣发肃降和心气的推动。《医学真传》中记载："人之一身，皆气血所循行，气非血不和，血非气不运。"调节人体环境在于调节气血循环，气血周流全身，则病邪自去。王强主任使用中药治疗疾病时，并不局限于中药临床常用功能，而是遵从经典古籍，应用药物自身药味药性，取其升降调节之功，运行气血周流根本。

第九节　育种理论

现代人生活节奏加快，起居无常，饮食不节，情志不调，男性生育能力呈不断下降的趋势。根据世界卫生组织标准，育龄期夫妇婚后正常性生活 1 年以上，未经避孕，而不能成功妊娠者，为不孕不育。据中国人口协会调研显示，我国不孕不育患者已超过 5000 万，且呈逐年递增趋势。目前我国育龄期夫妇中有 12.5%～15% 存在生育问题，而其中因男性原因所致者约占 50%。

现代医学认为，男性不育症发生的病因复杂，目前西医药物治疗多为对因治疗，但对无法明确病因者往往无明显治疗效果。手术治疗对精索静脉曲张所导致的男性不育症疗效显著，存在后遗症、并发症等风险。人工授精治疗效果显著，但对孕妇及胎儿存在风险，同时其存在伦理、道德、法律等方面的争论。

现代中医医家多认为，男性不育症的病机以脏腑虚损为本，湿热瘀滞为标，其与肾、脾、肝联系密切，又以肾尤为重要。目前中医在治疗男性不育症方面具有显著优势。

王强主任治疗男性不育症经验丰富，且疗效显著，为许多家庭带来了新的生命。王强主任对男性不育症有着深入的研究和独到的见解。

一、男性不育症病因以肾虚为本

中医学认为，肾主生殖，故治疗男性不育症是多由肾论治。现代医家多认为，男性不育症病机以脏腑虚损为本，湿热瘀滞为标，其与肾、脾、肝联系密切，又以肾尤为重要。《素问·上古天真论》中就曾言"丈夫……二八，肾气盛……故能有子"，表明了人类生殖功能受到肾气的调控。那么肾是如何调控生殖的？首先我们要了解生殖之精、先天之精、肾精之间的关系。

1. 生殖之精与先天之精的关系

先天之精秉受于父母，是气血化生的本源，胎儿成型的根本，故又名"元精"。

"两精相搏谓之神"，即指生殖之精，是人类生殖的基础。男性的生殖之精藏于精室，并在男女交媾时由精室溢泻而出。胎儿的先天之精由父母生殖之精和合而成，而当人体生长发育成熟后，先天之精的一部分又在天癸的作用下，参与到了生殖之精的化生中。

2. 肾精与生殖之精的关系

《黄帝内经》言："丈夫……肾气充盈，天癸至，精气溢泻。"可见，肾气充盈是天癸产生的重要条件。肾气产生的物质基础则是肾精。生殖之精的化生，既需要肾精作为物质基础，又需要天癸的参与。因此，肾精是生殖之精产生的物质基础，肾精充盈是生殖之精产生过程的必要条件。

综上所述，肾精的充盈是人类得以正常繁殖的根本。因此王强主任认为，男子不育症的病因以肾虚为本，治疗时当以补肾为要。

二、男性不育症的辨证分型

王强主任认为，阴阳交媾，胎儿化生的过程与育种发芽的过程类似。种子本身如同先天之精，决定了胎儿能否成型，也决定了胎儿的先天禀赋。而种子的培育，正如同胎儿的化生。种子要发芽，离不开肥沃且松软的土地、雨露的灌溉、阳光的照耀。胎儿的化生，同样离不开脾土的滋养、肝木的条达、肺金的宣降、心阳的温煦。脾为后天之本，若脾虚无以运化水谷精微，则无法滋养，胎儿难以孕育，如同种在贫瘠土地内的种子，难以发芽；若肝气郁结，则阻滞气机，经络不通，影响胚胎的发育，如同土地板结，则种子无法破土而出；肺朝百脉，主制节，为水之上源，若肺失宣肃，则水液升降失调，胚胎得不到水液滋养，难以发育，如天之雨露灌溉失常，种子无法得到滋养发芽；心为君主之官，主神明，胚胎的生化离不开心阳的温煦，若心阳虚弱，胚胎清冷无以温煦，难以成活，如同失去阳光照耀的种子，得不到充足的能量，无法发芽。故而王强主任认为男性不育症主要病机可分为四种：金不生水、心肾不交、脾肾阳虚、肝失条达。

金不生水：肺为华盖，为水之上源，通调水道，主管布散津液。肾为主水之脏，肾阳为人体诸阳之本，通过气化作用调节水液。肺肾相互合作，共同完成正常的水液代谢。若肺失宣肃，通调水道失职，必累及于肾。肺主金，肾主水，金水相生，肺肾的阴液也是互相滋生的。现代人有很多平时嗜食辛辣，又有很多男性酗酒，辛味入肺经，增加了肺的宣发力度，那么食物精微部分，不能下敛入五脏，而致肾阴亏虚，肾精不足，导致男子不育。出现精液量少，精液清稀，面色㿠白，神疲体倦，气短、自汗，动则尤甚，平素易感冒，咳嗽咳痰，痰白质稀。有舌淡，苔薄白，脉细弱等临床症状。

心肾不交：明代张景岳认为，心火与肾水等同于人体之阴阳，心火为人体之"真火"，肾水为人体之"真水"，以此来说明人体阴阳互藏，如其在《类经·阴阳类》中云："水润下而寒，故为阴。火炎上而热，故为阳。水火者，即阴阳之征兆；阴阳者，即水火之性情。凡天地万物之气，无往而非水火之运用，故天以日月为水火，易以坎离为水火，医以心肾为水火，丹以精气为水火。夫肾者水也，水中生气，即真火也；心者火也，火中生液，即真水也。水火互藏，乃至道之所在，医家首宜省察。"朱丹溪认为，在生理情况下，人身之气"阴升阳降"；在心肾水火而言，"心为火居上，肾为水居下，水能升而火能降，一升一降，无有穷也"。若用心过度，则心火上浮，不能下交于肾，肾水下虚，不能上交于心，而致上热下寒。现代人生活压力大，思虑过度，耗伤心神，心火上浮，而致心肾不交，上热下寒，导致男子不育。出现精液量少，精子数少，心悸不安，眩晕，耳鸣，健忘，五心烦热，咽干口燥，心烦失寐，腰膝酸软，舌红少苔，脉细数等症状。

脾肾阳虚：肾藏精，主命门真火，为先天之本；脾主运化水谷精微，化生气血，为后天之本。《傅青主女科·妊娠》中云："脾为后天，肾为先天，脾非先天之气不能化，肾非后天之气不能生。"肾精的补充，有赖于脾运化水谷精微，才能充盛。故《医门棒喝》中曰："脾胃之能生化者，实由肾中元阳之鼓舞，而元阳以固密为贵，其所以能固密者，又赖脾胃生化阴精以涵育耳。"这充分说明了先天温养后天，后天补养先天的辨证关系。脾胃为水谷之海，肾为精血之海。《景岳全书·脾胃》中说："水谷之海本赖先天为之主，而精血之海又赖后天为之资。故人之自生至老，凡先天之不足者，但得后天培养之力，则补天之功，亦可居其强半。"若脾阳不振，或脾阳久虚，则会累及肾阳。现代很多人嗜食肥甘厚味，不注重阳气的养护，导致寒湿困脾，损伤脾阳，日久累及肾阳，而致不育。出现精液量少，精子偏少，精子活动力下降，面色萎黄无华，形体偏胖，食少纳呆，体倦乏力，大便溏薄，舌淡胖，舌边有齿痕，苔白，脉细弱或濡等症状。

肝失条达：肝经"绕阴器，抵小腹"，与男性生殖关系密切。若肝失条达，则会引起阴器拘急，导致男子不育。肝主疏泄，肾精也需要肝木条达，方能正常疏泄。若肝失条达，肝气郁结，则会导致精气停滞，气滞血瘀，阻碍肾精的正常疏泄。现代人生活压力大，情志不遂者多，易导致肝失条达，肝气郁结，而致不育，出现精液黏滞、精子活动力下降，胁肋胀痛，睾丸坠胀疼痛，脘痞腹胀，恶心嗳气，烦躁易怒，时时太息，舌淡红，苔薄白，脉弦等症状。

三、"育种"之法，在予补五脏以养肾

《黄帝内经》言："肾者……五脏盛，乃能泻。"王强主任认为，肾精的充盛与否，除了先天之精，还与水谷之精、脏腑之精有关。五脏之精充盈，肾精才能充盈，生殖之精才得以疏泄；五脏之精平衡，作为生殖之精源头的肾精才可平和，才能化生出优秀的胎儿。故而补肾之时当先补五脏亏损之精。

肾主水，肺为水之上源，与肾精关系密切。金为水之母，肺精是肾精生成的原料。故而王强主任认为，无论不育是否由肺虚引起，均当注意补肺。生脉饮补肺益气，养阴生津，为肾精的生成提供原料，是王强主任治疗男性不育症的组方基础。

水谷之精为脏腑之精的来源，而水谷精微的运化与水谷精气的输布需要脾胃来完成。故而王强主任在治疗男性不育症时同样注重脾胃调护，常以山药、炒谷芽、炒麦芽等补益脾气、健运脾胃。

在临床中，需要根据病因病机，灵活采用不同的药物辨证治疗。若患者不育因肺气虚弱所致，可加黄芪、山药等补益肺气；若脾虚，水谷无以运化，或水湿内停，则常以白术、茯苓等健运脾胃；若心火不足，肾水无以温煦，多用黄连、肉桂以交通心肾；如肝气郁结，气滞精凝，则常以柴胡、陈皮、枳壳等疏肝理气。

四、小结

王强主任将男性不育症的病机归纳为金不生水、心肾不交、脾肾阳虚、肝失条达四种类型，并针对不同类型提出了相应的治疗方法。他特别强调了补五脏以养肾的重要性，认为五脏精气的充盈是肾精充盈和生殖之精正常疏泄的关键。在治疗实践中，王强主任注重调补肺金、补益脾胃、交通心肾、疏肝理气等方法，以促进五脏精气的平衡和充盈。

第十节　寒热往来新识

"寒热往来"是《伤寒论》中的重要证候，是少阳病代表方证"小柴胡汤"的典型表现之一，从成无己开始，历代医家几乎众口一词地将此定义为"恶寒与发热交替发作"。从古代到近代再到现代，各医家仍普遍认为"寒热往来"是指恶寒与发热的交替发作，且对其理解仍多停留热型的表现上。王强主任在长期临床实践中发现"寒热往来"理论与证治并不单单指热型表现，还可以是患者在临床中的一些其他表现。

一、"寒热往来"的历史渊源

成无己是最早全面注释《伤寒论》的医家，《注解伤寒论》和《伤寒明理论》在伤寒论研究史上具有重要的地位，历代诸家之说也多以其为基础发展和演绎。在《注解伤寒论》"伤寒五六日，中风，往来寒热，胸胁苦满，默默不欲饮食，心烦喜呕,或胸中烦而不呕,或渴,或腹中痛,或胁下痞硬,或心下悸,小便不利,或不渴,身有微热,或咳者,小柴胡汤主之"条文中,成无己以邪在"半表半里"为病机阐释:"邪在表则寒,邪在里则热。今邪在半表半里之间,未有定处,是以寒热往来也。"在《伤寒明理论》"寒热"条中指出:"伤寒寒热,何以明之?寒热者,谓往来寒热也。经曰:邪正分争,往来寒热者,言邪气之入也。而正气不为之争,则但热而无寒也。乃有热而寒者,谓其正气与邪气分争,于是寒热作矣。争则气郁不发于外,而寒热争焉,争甚则愤然而热,故寒已而热作焉。"综合这两条,成无己将"往来寒热"的热型表现明确定义为"寒已而热作"。历代诸家包括现代多种教材多宗此说,提出:"热来寒往,寒来热往,恶寒与发热交替出现""发热与恶寒交替出现""恶寒与发热交替出现,作止无定时""恶寒与发热交替出现,恶寒时不发热,发热时不恶寒"等种种说法。

二、少阳证论述

少阳包括足少阳胆与手少阳三焦二经,及其所属的胆与三焦二腑。病在少阳成因有两方面,一是素体虚弱,抗邪无力,少阳本经受邪。如《伤寒论》中第97条所言"血弱气尽,腠理开,邪气因入,与正气相搏,结于胁下"及264条"少阳中风,两耳无所闻,目赤,胸中满而烦"即是。二是因失治、误治,由他经传至少阳所致。《伤寒论》第263条"少阳之为病,口苦,咽干,目眩也"为少阳病辨证提纲。邪入少阳,并在半表半里,枢机不利,胆火上炎,则见口苦,灼伤津液则咽干。足少阳之脉起于目锐眦,且胆与肝合,肝开窍于目,胆火循经上扰清窍,故目眩。口苦、咽干、目眩三症基本反映了少阳胆气不疏,胆火上炎,经气郁结的病理特点,故作为少阳病的辨证提纲。外邪侵袭少阳,胆火上炎,枢机不利,疏泄失职,胆火易横逆犯脾胃,且在疾病的发生发展过程中容易出现兼杂之证情,则出现第96条所论述的少阳病本证"伤寒五六日,中风,往来寒热,胸胁苦满,默默不欲饮食,心烦喜呕,或胸中烦而不呕,或渴,或腹中痛,或胁下痞硬,或心下悸、小便不利、或不渴、身有微热、或咳者,小柴胡汤主之"。

本条文论述了少阳病的证治，不仅给出了明确的临床表现，同时还给出了治疗方向，以和解少阳，疏达少阳气机为主，以小柴胡汤为代表方。此外临床兼杂之证情则可以根据个人实际兼症的不同而采取兼汗、兼下等治法。

三、"寒热往来"新解

《伤寒论》第101条论述"伤寒中风，有柴胡证，但见一证便是，不必悉具"，而"往来寒热"作为少阳证的一个具体表现，各医家对此理解又各有不同。王强主任认为寒热往来不单单是在"恶寒"与"发热"交替出现的热型表现。实际临床中患者的病症表现千奇百怪，其一些特殊表现也可归纳为"寒热往来"范畴。目前总结如下：一是患者在临床中的早晚咳嗽，21:00～23:00、23:00～1:00、凌晨1:00～3:00分别为手少阳三焦经、足少阳胆经和足厥阴肝经当令，7:00～9:00则为足阳明胃经当令。晚间在此区间出现咳嗽，则为少阳病证，晨间出现咳嗽则是由于肝气横逆犯胃而引起，临床辨证时则要把握疾病本质从少阳论治，以疏肝和胃为主，而不是见咳止咳闭门留寇。二是患者时而自觉肌肉抽动时而静止。动者为阳而静者为阴，阴阳的短时间内反复转化符合"寒热往来"的不定性，故而此种情况也属于"寒热往来"少阳病证，临床辨证施治时可从少阳入手。三是患者皮肤上的表现，时红时紫，红为热而紫为寒，一红一紫的表现也代表了一寒一热的交替变化，与少阳证的"寒热往来"如出一辙。临床遇此病例也可从少阳柴胡证着手论治。

综上所述，"寒热往来"是少阳柴胡汤证的一个典型表现。王强主任对"寒热往来"的理解不仅仅止于在热型的变化上，在广义范围上扩展了对少阳证"寒热往来"的认识。王强主任在长期临床实践中形成了独到见解，应用于临床效如桴鼓，现将其经验略述一二，以供同道参考。当然，临床中也不乏其他类似于"寒热往来"的表现，可随时记录以丰富其内涵，为临床辨证提供指导。

第二章

临证摘要

第一节 基于"化生"理论治疗阳痿

一、中医对"化生"理论的认识

1. "化生"的学术起源

"化生"理论最早出现在《黄帝内经》，后张仲景在《伤寒论》中将理论运用到具体实践中，对后世医家产生了巨大的影响，也使得理论层次更加的丰富与完善。"化"在《黄帝内经》中的地位独一无二，相当于《道德经》的"道"，是一切阴阳万事万物的根源。《素问·阴阳应象大论》中说到"在地为化，化生五味"，寓意着世界一切的起源，不仅需要天的先天之精，更需要地的水谷之精，才能化生出人体所需要的精微物质。《素问·至真要大论》"天地合气……万物化生矣"，即为气也是化生的根源。

2. "化生"的析义

《古今韵会》言："天地阴阳运行，自有而无，自无而有，万物生息则为化。""化"有两成含义：第一，化，言改易，亦曰变化。易为先有变，后有化。更是道家《道德经》所说"道生一，一生二，二生三，三生万物"。《素问·天元纪大论》认为"物生谓之化"寓为通过不断衍生，而化生万物。第二，通过化生产生新的事物。如"气化"，《素问·六微旨大论》认为"出入废则神机化灭，……则无以生长化收藏"，通过气化作用影响气机的升降出入，表达天地人之气的运行，从而产生万物的根本。《素问·五常政大论》阐释了万事万物的发展都离不开气的变化，"气始而生化……气终而象变"，另外"化不可代，时不可违"更强调了气化生的核心思想。《素问·天元纪大论》认为"人有五脏，故有喜怒思忧恐"，意为气无处不在，与情志密切相关。

"生"字，最早出现在甲骨文中，其本来的意思为春季万物从破土萌发，生机勃勃的意思。在古代，人们把天地间的万物看成是不断化生的万物。在《素问·生气通天论》中讲述言："夫自古通天者，生之本，本于阴阳。"从始至终上通于天者，唯化生的能源，而阴阳是一切万物的根本。从上述总结看出，化是天，生是地，一切皆在天地之间，也是阴阳之间。

3. "化生"在《伤寒论》中的应用

由《黄帝内经》中"辛甘发散为阳，酸苦涌泄为阴"的五味合化角度为起点，其中的"化"亦为转化、变化之意，通过五味中的酸、苦、甘、辛、咸相互组合，化生新的事物。张仲景创造出以"辛甘化阳"为代表方的桂枝甘草汤，"酸甘化阴"为代表方的芍药甘草汤，更有两者结合的百方之祖"桂枝汤"。《伤寒论》认为"发汗过多……桂枝甘草汤主之"，出汗过多，使之心阳暴脱，无法濡养于心。桂枝甘草汤旨在于以辛味与甘味，资而化生为阳。

芍药甘草汤是以酸味与甘味化生阴，形成有形之品，更所谓"阳化气，阴成形"。成无己在《注解伤寒论》中言："酸以收之，甘以缓之，合而补阴血。"温病大家更是对酸甘化阴理论进行了深刻的研究与应用，如《温病条辨》中加减复脉汤，由炙甘草、干地黄、白芍、麦冬、阿胶、麻子仁组成，滋阴养血，使生化有源。桂枝汤更是阴阳双生，使气血源源不断。叶天士认为"救阴不在血而在津与汗"，从津血同源的角度，侧重表明酸甘化阴的作用。后世医家更是根据其中的医理，创造出来更多经典方剂，如生脉散、人参乌梅汤等。此类合化思想也是化生的一部分，是从五味角度进行阐释。

二、王强主任对"化生"理论的认识

1. 脾胃是"化生"的基石

（1）脾胃的生理功能

王强主任认为"化生"是指在五脏精气充盈的状态下，产生出人体所需要的精气神，脾胃是化生的核心。《素问·太阴阳明论》云："脾脏者……生万物而法天地。"从中可以看出，脾胃犹如土地母亲一样，具有孕育胎儿的作用。《素问·经脉别论》云："食气入胃，散精于肝、心、肺、肾。"意为脾胃通过运化水谷之精，为五脏化生运输精微物质，从而达到营养全身的作用，是生化之源，后天之本。从脾胃传输的精微还可以上归心肺，下连肝肾、膀胱，脾胃为元气升降出入的枢纽。《脾胃论》中也提到说，人体之所以元气充足，是因为脾胃没有受到损伤，能产生足够的精微物质去滋养元气。

《灵枢·决气》云："中焦受气取汁，变化而赤，是谓血。"中焦即为脾胃，此间"受气"为水谷之气，经脾胃运化上输心肺，化为赤血，说明脾胃不仅能为五脏提供精微物质，更能产生人体气血等基本物质基础。故周慎斋言脾胃为"气血生化之源"。《黄帝内经》中提到血乃神气也，既血为气中最精华的部分，故气血同源。《灵枢·营卫生会》记载，脾胃具有升清化浊的作用，受水谷之气，分泌糟粕，蒸化精液。由上述说明，脾胃一方面不仅具有化生气血等精微物质，以濡养五脏六腑。另一方面，具有排泄糟粕，使得浊物从二便顺利排出，有利于气血升降循环周转，脏腑安定。黄元御认为"脾胃者，四脏之母……必以胃气为本"。一年四季之中，脾阳半升为春，全升为夏，胃阴半降为秋，全降为冬。可以看出，人体的生命活动依赖于脾胃的化生，以及气机的升降出入。

（2）脾胃的病理变化

脾胃是生化之源、气血之源，正因为脾胃起到如此重要的作用，脾胃也是容易受到外邪、饮食、劳逸、情绪的侵袭。脾胃的不及和太过都会引起身体变化。如脾虚，无力运化食物，化生不足，则无法濡养五脏六腑。胃为六腑，六腑以通为用，以降为顺。李东垣言："内伤脾胃，百病由生。"脾胃也是气机升降的枢纽，如脾阳不升，则泄泻；胃气不降，则易脘腹胀满。脾胃受损会产生饮食难以消化、口中无味、乏力、腹部胀满等一系列病变。总之，脾胃受损，一方面会使化生不足，气血亏虚。另一方面，气机升降失调，在其他脏腑也会产生不同的病理变化。

2. 阴阳是"化生"的根本

（1）阴阳交感

"阴阳者，天地之父母……治病必求与本"，这句话强调阴阳的重要性，万事万物都来源于阴阳，是宇宙自然界的规律。无论是事物的结果，还是这一变化的过程，俱在阴阳之间。《河图洛书》上记载："天一生水，地六成之……天五生土，地十成之。"说明四时五行化生源于水火，水火是阴阳的具体体现。阴阳交感，孕育化生这一过程。《黄帝内经》言："阳化气，阴成形。"火为阳，阳气充足，百病全消。《医学真传》认为，君火和相火都是人体的生命之火，区别在于管辖阴阳之气的多少，君火上，故阳多，相火下，故阴多，无论阴阳多少，都帮助人体进行阴阳的融合，从而化生世间万物。

水为阴，阴气充足，则形体有余。阴液源于心阴，靠肺金的宣降与肾水的闭藏来化生阴液，心肾之阴共同充盈脾胃，滋养脾胃。《四圣心源·劳伤解·中气》曰："中气……土生于火而火死于水……泻水补火，扶阳抑阴……却病延年之法。"水和火的多或者少，都会对脾胃化生产生影响，只有水火既济才能更好地化生。"天地氤氲，万物化醇；男女构精，万物化生。"从大的方面来说，天地交感，即阴阳交感，万物从化生中产出；从小的方面来说，男女交合，孕育出新的生命，因此有"生之本，本于阴阳"。从天气举例，天阳与地阴二气交感，产生一系列云、雨等自然现象，自古就有"雨出地气，云出天气"之说，因此事物的化生离不开阴阳交感。

（2）阴阳失调

中国文化自古以来最讲究"和""中"两个字，阴阳最讲究均衡。阴阳一直以来都是无法量化的，阴阳平衡也是相对的，没有绝对的平衡，是动态均势的平衡。这种动态的平衡，一旦打破，就会发生阴阳失衡的现象，影响到天地之间的化生。从病因角度来说，一旦发生阴阳失衡，身体也就发生了疾病。从病机角度来看，如果阳气变多，就会损耗阴气，使阴气越来越少，故阳盛则阴病。反之，阴气变多，同样会损伤阳气，阴盛则阳盛。从治则角度来看，阳气多了，补阴而制阳，阴气多了，补阳而制阴。当发展到一定情况就变成阴阳双损，则应阴中求阳，阳中求阴，从而达到阴平阳秘，化生正常。

3. 整体观念是"化生"的条件

（1）五脏一体观

人体是以五脏为主干，经络为枝叶的有机系统。这种系统相互统一，又各有区别，称为"五脏一体观"。五脏一体观是化生的条件，只有各脏腑相互协调、促进，才能使化生人体所需要的物质，从而保障人体的正常运行。一方面体现在五脏之间，脾土生肺金……心火生脾土。五脏之间相互化生，源源不断。另一方面，体现在脏腑之间，肺－大肠－皮肤，脾－胃－肌肉，肝－胆－筋，心－小肠－脉，肾－膀胱－骨之间相互作用。《素问·五脏生成》认为"心之合脉也，其主肾也……肾之合骨也，其主脾也"，描述了五脏之间的相克制约关系。只有脏腑之间相生相克平衡发展，才可促进物质的化生。

（2）形神一体观

阳化气，阴成形。形代表有形，具体的。神代表无形的，抽象的；神也可以代表人的精神意志。精神意志和肉体对人体缺一不可，形神具备，乃成全体。在当今社会，随着生活压力的越来越大，精神问题也随之而来，从而影响到身心健康。如《黄帝内经》所言："精神内守，病安从来。"这也是形体一体观的体现。每个脏腑都会产生一种情志，如肝藏魂，肺藏魄，肾藏志，脾藏意，心藏神。形和神在每个方面都密切相关，包括病理变化，如肝气虚则空，实则怒等。血是神志的物质基础，化生不足影响神志。反之，神志也会影响化生。

（3）人与自然、社会一体观

《灵枢·邪客》："天圆地方，人之头圆……天有风雨，人有喜怒。"人与自然相统一，人生于天地之间，要服从天地自然地规律，如按时饮食、休息，不过度劳作，则人可以尽终其年。如过度饮酒、经常生气、过度房事，耗竭其精，只满足心中欲望，故半百而衰。

人与社会也应相统一，生于人世间，要适应社会。要应有无恚嗔之心，行不欲离于世的思想。尝贵后贱，会导致"脱营"的疾病。

人与人之间要相统一，生活在这人世间，要接触大大小小的事情或人。每个人的性格、家庭、人生经历都不一样，会导致人的三观大不相同，只有做到"宁静致远，恬淡虚无"才能平和地处理人与人之间的关系，保证自身健康。

三、王强主任基于"化生"理论治疗阳痿

1. 阳痿与"化生"存在紧密联系

阳痿是以阴茎痿软不举，或者举而不坚，无法正常进行性生活的一种疾病，大部分患者都伴有其他症状共见。本病发生大多与情志失调、劳逸失常、禀赋不足、饮食不节、生活不洁等病因相关。但究其根本，化生不足，导致气血精微无法充足濡养脏腑器官，继而引起脏腑功能下降。古代医家对于阳痿的治疗大部分以补肾为主，从化生角度治疗疾病的思想，并未受到大家的重视。阴茎，古称"宗筋"，不仅跟肾密切相关，还跟其他脏腑密切相关。只要外邪影响某一脏，都会影响气血精微的化生，从而影响宗筋的功能，产生痿软不举等症状。

若房劳或手淫过度等各种原因导致人体精血亏损，精血不能及时得到补充，发生肾阴亏虚，又因肝肾同源，渐渐水不生木，肝肾阴虚。欲望易影响心神，继而损及肾精。肾精亏虚，肾水无法上济，心火无法受到抑制，使心火旺盛；肝木得不到濡养，肝阳上亢，君火、相火迫精外出，精液流失，肾精更加严重亏损；心火上炎，影响脾土，从而影响脾胃的运化，生成不足，津液无法上乘于肺，输布功能失调；五脏受损，气血津液化生不足，最终发展为"阳痿"。

五脏精微都可生成气血，化生气血，通过脏腑之间的相互生成和制约来化生所需要的精微物质，达到五脏元真饱满。若五脏精微不能生成，无法输送到宗筋，

就会发生痿软之象。因此，气血精微的化生，直接影响宗筋的功能。

2. 阳痿中医症候的分类

王强主任认为，阳痿的发生是由于情志刺激以及房劳过度导致气血精微化生不足，气血精微不足无法发挥气血充盈的功能，引起宗筋痿软无力的现象。本病病程日久，不易恢复。王强主任将"化生"与脏腑辨证相结合，将阳痿的症候在化生不足的基础上根据个人体质的不同划分为以下三种。

（1）化生不足，心肾不交

精藏于肾而与心相交，精气温而不走，皆因中气足。《四圣心源·劳伤解》言："中气衰则升降窒，肾寒则精病，心火上炎则神病。"说明心肾不交源于中气虚弱，脾胃气血生化不足，则导致中焦气机升降失常，脾阳不升，则肾水无法上滋心阴，无法抑制心阳，使之心火独亢，心阳无法下助肾阳，肾水则寒，故精冷则泄。

（2）化生不足，肺肾两虚

《灵枢·经脉》认为"肾足少阴之脉……入肺中"，从经络的角度的来说，肺肾是有紧密的联系的。从五行相生的角度看，脾土生肺金，肺金生肾水，肺、脾、肾相互滋生。肺、脾、肾是人体进行水液代谢和气机运行的主要的脏腑。脾在三脏中起到调节以及枢纽的作用，如果脾气虚弱，中焦气机失调，痰湿阻滞，无法运输水谷精微上至肺；肺为华盖，输布作用失调，肾脏得不到濡养，肾阴虚，肾水无法上滋与肺，最后变成肺肾阴虚。肺为水之上源，肾为水之下源，津液缺乏一方面是气血生化不足，另一方面是痰湿过多，身体无法利用津液匮乏，宗筋得不到濡养，导致痿软。

（3）化生不足，肝胆失和

肝苦急，急食甘以缓之，说明肝胆疾病与脾胃密切相关。肝胆疾病除了和解少阳气机，更重要的是化生气血。少阳胆木如阳气初生，胆为肝之余气所生，经气互通，少阳气机正常疏泄，则胆汁排泄正常；如胆经瘀堵，肝气也会受到影响。肝藏血，胆藏中精，都离不开脾胃的化生。脾胃运化，离不开肝胆疏泄，因肝体阴而用阳，更离不开化生气血的濡养。肝气过盛，也会犯脾土，故有"见肝之病，知肝传脾，当先实脾"。《灵枢·本神》："肝悲则魂伤，魂伤则精伤，精伤则痿厥。"从经络来看，肝经环阴器，说明肝胆病变会导致宗筋痿软。

3. 阳痿中医治则治法

（1）化生气血，交通心肾

脾胃为气血生化之源，为后天之本。脾胃气血充足，脾胃升降功能正常，使心火下至肾水，肾水上交至心火，心肾相交。水火相交，如阴阳相交，产生万物。二气相交依赖中气的充足，心肾相交也有助于脾胃化生气血精微。君火、相火都有助于宗筋的勃起，以及硬度。王强主任临证时，用理中汤化生气血，此方，采用"少火生气"的思想源源不断化生气血；用黄连阿胶汤引心火下降，补充肾水，助水火既济。

（2）化生气血，滋肾润肺

肺具有朝百脉的生理功能，全身血液通过百脉汇集到肺，进行体内外气体交换，然后肺通过宣发肃降，把新鲜血液通过百脉输送到全身。肺有辅心行血的作用，可以促进血液的化生以及运行。金生水，肾水充足，也是基于中气足。王强主任用理中汤化生气血，气血充足，才能促进金水相生。用麦门冬汤润肺胃之阴，从而金生水，化生肾精。

（3）化生气血，疏肝利胆

少阳内藏相火，精液的排泄与相火的输布密切相关。少阳为太阳和阳明的枢纽，位于半表半里之间，阳明的开合有度，气机的升降出入，取决于肝胆的疏泄，以及三焦的正常气化。如少阳枢机不利，导致津液输布失调；三焦瘀堵，人体津液不能正常输送，痰湿壅滞中焦，导致气血津液运化失常。反之，气血津液生成不足，肝脏得不到濡养，少阳枢机不利，肝经环阴器，使宗筋失养。故用理中汤化生气血，小柴胡汤和解少阳，疏肝利胆。

四、小结

在传统中医理论中，"化生"是指人体在五脏精气充盈的状态下，产生精气神的过程，而脾胃是化生的核心。王强主任认为，阳痿的发生与情志刺激、房劳过度等因素有关，但根本在于化生不足，导致气血精微无法充足濡养脏腑器官，进而引起脏腑功能下降。王强主任将阳痿的中医症候分为心肾不交、肺肾两虚、肝胆失和三个类型，并根据不同的症候类型，采取不同的治疗原则和方法。他强调脾胃在化生过程中的重要作用，认为脾胃健运是气血化生的基础，为治疗阳痿提供了新的视角和方法。

第二节　基于"中和"思想治疗闭经

一、中和析义

1. 华夏之"中"

许慎《说文解字》云："中，内也。从口，上下通。"在金文研究尚未完善、甲骨文研究完全阙如的年代，对"中"的解读多从此说。以字中部的方框为范围，"丨"为指示符号，上下贯通、居于其中。"中"作为方位指示字，代表着"中间"的位置。

1949年后，依托大量考古材料的出土以及天文学的发展，国学大家姜亮夫先生考证"中"字的起源，于其著作里提出，"中"本为测日仪，也为图腾柱。其后萧良琼的研究佐证其观点，"中"字的"丨"为立杆，腰部的圆圈（方框为甲骨文里圆圈的变体）为午时之日，古人测日影以定时辰节气，故"中"可代表时间之序。又以所立之点为中心画圈，连接早晚之日影以定东西，复连东西一线的中点与杆所在圆心以定南北，四极已定而边界显，故"中"亦可代表空间之位。《周髀算经》曰："周髀长八尺"，即杆长八尺，与人同高，郑玄在《礼记·檀弓下》注曰："中，身也"，"中"又可代表人之肉身。"中"为表杆、圭臬，自身本就中直无偏，还能用来校准其他物体的方位，故又可引申出"正"之义。萧兵教授于《"中"源神杆说》中阐释，主持立杆仪式的祭祀者一般都是部族之王，上古时的王往往身兼部族大巫之责，故而"中"又具备神圣的属性，可代表王权与神权合一的无上地位，从此引申出"枢要"之义。"中"还与楚文化密切相关，其"｜"象征着世界树或中心山，即《山海经》中所载的神树建木或仙山昆仑，二者皆为"天梯"，有通天彻地之用，因此"中"还有沟通天地之义，仅此一字便可体现出我国传统文化中天人合一的思想。

2. 华夏之"和"

"和"字是甲骨文中"龢"和金文中"盉"的变体。龢，从龠，禾声。郭沫若引《尔雅》"大笙谓之巢，小者谓之和"，提出"龢"本是一种名为"笙"的编管乐器，用来配合其他乐器演奏乐曲。《说文解字》曰："龢，相应也。"将和解释为协调、相应，其实是从乐器"龢"吹奏的音色特征引申而来。戴家祥指出随着文字的发展，"龠"被简化为"口"，字形上与吹奏乐器相关。《诗经·箨兮》中"倡予和女"，《周易》的"鸣鹤在阴，其子和之"，其实用的都是引申出的抽象内涵。

王筠《说文解字句读》："盉，调味器也。"本指一种器皿，初作调酒之用，继而扩大使用范围，也用于调和食物味道。后逐渐废弃不用，而以"和"代之，可借为"调和"之义。

杨树达指出："乐调谓之龢，味调谓之盉，事之调适谓之和，其意一也。"这三个字都从"禾"声，《说文解字》曰："禾，嘉谷也。以二月始生，八月而熟。得之中和，故谓之禾"。在文化的传承发展中三者最终的内涵趋于一致，即"适合、恰当、调和、协调"，指不同事物或事物的不同构成要素之间恰如其分地统一，其后该内涵不断上升并被用于哲学、政治等更多领域，形成一种独属于中华文化的"和合"思想。

《国语·郑语》曰："以他平他谓之和，故能丰长而物归之"，最早将"和"

作为万物化生的必要条件。《吕氏春秋·有始》有"天地合和，生之大经"，《淮南子·本经训》有"天地之和合，阴阳之陶化万物，皆乘人气也"的观点，都在阐发和合的生生之义。"和"包含"他与他"的关系，是不同事物之间达谐的状态。和的前提是差异，万物"同则不继"，同质的"一"无法碰撞出新的事物。只有阴阳二元对立而又冲突融合，才能化生出天地间的万物，释家《大智度论》"因缘和合故有"，也指出和合而出生万有。春秋晏婴提出"清浊、小大、短长、疾徐……以相济也"，将"和"引向更深的内涵。和不仅是对立与统一，还存在着相反相济的特性，"济其不及，以泄其过"可以达到新的"和"。

3. 中和之道

"中"与"和"本属不同的思想范畴，大约从先秦开始，两字开始联用，互涵不分。如《荀子·王制》曰："中和者，听之绳也"，至若《说文通训定声》言："中，和也"，则直接以"和"训释"中"。西汉大儒董仲舒于《春秋繁露》云："中者，天下之所终始也；而和者，天地之所生成也。夫德莫大于和，而道莫正于中。"揭示了中与和的关系。中是方法，是和的根源基础；和是目标，也是中的显化状态。中与和是内在形式和外在表现的关系。胡孚琛先生认为中国祖先留下的传统文化有"三教九流"之多，各有不同的价值取向，但纵观全局它们都有共同的支点，就是"中和"。《中庸》曰"致中和，天地位焉，万物育焉"，从执两用中，到执中致和，儒家的根本思想和最高追求都落在"中和"二字。《道德经》云："万物负阴而抱阳，冲气以为和"，冲者中也，道家"道法自然"也立足于此。岐黄医术肇源于中华传统文化，中和思想流淌在中医的血脉之中，从认知上的天人合一到治法上的补偏救弊，无一不是"中和"的体现。

二、中和思想的医学源流考

1.《黄帝内经》之中和

《黄帝内经》作为医经之首，最早将中和的思想广泛地运用于对人体之生成、疾病、治疗以及养生的相关阐述中。《黄帝内经》之"和"可概括为两方面，一是人体自身之和，二是人体小宇宙与外在大宇宙之和。

人是一个有机的整体，每个构成人体的元素之间都存在着合作、协调的关系。如《素问·上古天真论》："二八，肾气盛，天癸至，精气溢泻，阴阳和，故能有子。"提示阴阳和是人体生理功能正常运作的基础。《灵枢·九针十二原》："津液和调，变化而赤为血。"《素问·调经论》曰："血气不和，百病乃变化而生。"气血津液环环相和，才能百病不生。《灵枢·脉度》："五藏不和则七窍不通，六腑不和则留结为痈。"《素问·刺法论》曰："是谓气神合道，契符上天……故要修养和神也。"因此，人体内在之和，是阴阳、津液、气血、营卫、脏腑、经络、意志、形神等元素均处于一个调和的状态。人立于天地间，还需象天法地，动静皆与自然相合。《素问·上古天真论》之"和于阴阳，调于四时""处天地之和"，以及《素问·六微旨大论》之"至而至者和"都在强调人需要掌握并顺应时节更替、昼夜轮转的规律变化。

在治疗上，《黄帝内经》倡导"养之和之，静以待时"，调养需与时节相应；"疏其血气，令其调达，而致和平""谨察阴阳所在而调之，以平为期"，从气血阴阳入手；"燥司于地，热反胜之，治以平寒，佐以苦甘，以酸平之，以和为利"，调和当以偏纠偏。即通过四诊合参找到人体失和的形式和类型，再以药物之偏或疗法之偏疏理气血、调整阴阳，从而达到"阴平阳秘，精神乃治"的最终目标。

2.《伤寒论》之中和

从《黄帝内经》到《伤寒论》，中和思想从抽象的概括描述走向具象的理论与实践。

张仲景在《伤寒论》中前后用"和"字多达五十处，他对"中和"一词的领悟体现在生理描述、病理表现、辨证诊疗思路、组方用药规律和疾病转归预判等方面。"脉调和""口中和"及"睛不和"，用"和"与"不和"描述生理病理的外在表现。"胃气不和""卫气不共荣气和谐故尔""表解里未和"，是用"不和"与"未和"描述疾病的发生机制；"荣卫和""阴阳自和""胃气和"，则是治病的关键。"当消息和解其外，宜桂枝汤小和之""当和胃气，与调味承气汤"以及"病痰饮者，当以温药和之"，给出了具体的治法方药，最终达到"阴阳和合，故令脉滑""五脏元真通畅，人即安和"的内外和谐状态。

中和思想真实落地，一是定位的具象化，围绕表里、营卫、胸胁、胃中等特定病位展开论述。二是方剂的具体化，开创了燮理阴阳的桂枝汤、和解少阳的小柴胡汤、平调寒热的半夏泻心汤、清上温下的乌梅丸等，张仲景组方力戒偏颇，大多表里双解，寒热并用，补泻兼施，升降两行，阴阳同调。相反相济，达成和合之大旨。

《伤寒论》始终不离《黄帝内经》执中致和的本意，其"阴阳自和"的核心观点就是生生之义的延续。《伤寒论·太阳病脉证并治》认为"凡病，若发汗，若吐，若下，若亡血、亡津液，阴阳自和者，必自愈"，提示人体本有自我调节恢复稳定的功能，主张医者只需找到机要之处，激发、推动、扶助人体的这种自和能力。

3."中和"之演化

自仲景始，后世医家对中和思想的传承发展多围绕"和解"这一治法概念展开，各家对"和解"的认知有所差别。如刘河间《伤寒标本心法类萃》中将"和解"释为表里同病时，宣散其表，内解其里的表里双解之法。朱肱《类证活人书》则将"和解"释为表证轻浅时，不用麻黄汤、桂枝汤等发汗剂，而用小青龙汤、小柴胡汤等调和营卫以通津液之法。成无己明确提出，小柴胡汤为和解表里之剂，"既非发汗之所宜，又非吐下之所对，是当和解则可矣"，自此有了狭义的"和法"。黄元御认为"邪解于本经，而无入阴入阳之患，是之为和解表里"，加深了"枢机"和"和解"的联系。费伯雄提倡和缓之治，"不足者补之……有余者去之……毒药治病去其五，良药治病去其七……"于平淡之方中见神奇之效。唐容川主张和气血以治血证，治疗杂症时以小柴胡汤为基变化无穷。总之，历经数代，中和思想无论是横向的内涵理论还是纵向的治法方药，都得到了极大的拓展和丰富，既不会空谈概念流于广泛，亦不会局限一端难窥全貌。

三、王强主任基于"中和思想"对闭经的认识

王强主任认为,《灵枢》中讲血的生成,有言:"中焦受气取汁,变化而赤",此汁即脾胃运化的水谷精微,本为微黄色,历来医家都将"变化而赤"认为是奉心而赤,是心火之色染就。王强主任认为心为君主之官,君令臣行,君火是不会自己司行这一功能的,是肝中之相火连同与心相表里之小肠,代君行令。故中焦之汁,得肝中相火之性,并小肠之温煦,变化而赤,成经水而泻。

女子月水一如瀑流,需水源充足、水道通畅、水暖不凝、水势向下,才能如期倾泻。任一条件的缺失、任一环节的失常,都有导致女子经闭的可能。水源充足需要中焦脾胃和合,水谷精微化生充足;水道通畅有赖于少阳枢机运转如常,血随气走,行而不滞;水暖不凝需要水火既济,心火下行藏于肾中,温暖下焦之肾水。水势向下需要肺气充足、肃降功能正常,才能血随气降。故王强主任基于"中和思想",从恢复五脏和合的角度治疗闭经,常有桴鼓之效。

1. 脾胃不和,气虚痰阻——调和脾胃法

人的气血津液,由先天之精和后天水谷精微转化而来,经水亦源自先天之本与后天之本。

中土为化生之地,万物无土不化,所谓"在天成象,在地成形",人之五脏与天之星象相应,汉《礼纬稽命征》曰"麟,中央也",东汉《月令章句》曰"天宫五兽,中有大角轩辕麒麟之信"对应《素问·太阴阳明论》中:"脾者,治中央,常以四时长四脏,各十八日寄之……",中焦脾胃与象征中宫北斗七星的麒麟相应,其重要性不言而喻。

《素问·阴阳别论》曰:"二阳之病发心脾,有不得隐曲,女子不月。"所谓二阳者,阳明也,即是手足阳明经。以王冰为代表的医家将此句释为阳明病变累及心脾,以张景岳为代表的医家则释为思虑过度耗伤心脾,累及阳明。王强主任认为两种学说虽因果互倒,但临床上可并行不悖,把握住原文核心是中焦脾胃斡旋失司即可。

一方面，胃主受纳，腐熟水谷；脾主运化，输布精微；脾与胃相表里，脾胃和合，则气血化生充足，五脏润泽；脾胃失和，则生化之源匮乏，津涸血枯，五脏濡养无资，冲任虚空，经从何来？以是则男子少精，女子不月。另一方面，脾为生痰之源，一旦脾失健运，或湿邪留恋，或痰壅内阻，虚实夹杂，亦会导致经水闭塞不通。

临床上王强主任以桂枝汤为治疗闭经的根本之方，此为取桂枝汤调理脾胃，养血调经之用。

2. 肝胆不和，血瘀经停——和解少阳法

《黄帝内经》有"月事不来者，胞脉闭也"，故行经必需胞脉通畅无滞。《灵枢·五音五味》曰"冲脉、任脉皆起于胞中"，故后人多将胞脉理解为冲任二脉，如《资生集·经闭》"胞脉者，胞中之脉也，冲任皆起于胞中，故曰胞脉"，高示宗《黄帝内经素问直解》有"胞脉主冲任之血"，张锡纯《医学衷中参西录》有"冲者……其脉在胞室之两旁，与任脉相连"。也有学者认为胞脉应理解为胞宫上的所有血脉，既包括冲任二脉，也包括循行至胞宫的十二经脉络脉等其他血脉。

冲任二脉与肝经同循于小腹，交于会阴，且肝藏血，冲脉为血海，冲任不能独行经，必须依赖肝之调节。若肝气失于调达而郁滞不通，则经血道路不通，运行不畅则不能以时而下。妇人先天多思多虑，情志易于忧郁，故肝郁是临床上最常见的闭经病因，也因此调肝为治女病第一要义。少阳胆木，乃阳气之始，犹如旭日东升，阳木化而为相火，火焰炽烈则下体温暖，若火势逆上则头顶炽热。肝与胆，二者紧密相连，经气相通，宛如双生之花。当少阳胆木之气机流畅自如，肝气亦随之舒展，二者共同调和着阳气的运转，故有"肝乃阳气出入之枢"之说。

然而，倘若少阳之疏泄功能失序，气血与津液的运行便会陷入混乱，或聚积而成湿气，或凝结为痰浊，阻塞胞宫之路，冲任之间的气血流通受阻，导致经血无法按时充盈而溢出，就如《上古天真论》中所提及"五脏盛，乃能泄"。同时王强主任认为，"奉心化赤"真正起作用的还是少阳相火，故调肝胆为重中之重。

王强主任常用桂枝汤合柴归汤加减。

3. 心肾不交，水寒精亏——交通心肾法

"心者，君主之官也，神明出焉"。心是人体的君主，它发号施令主管着人体的精神意识和生命活动，心静神平，才能心肾相济，肾水才能温煦、滋长；心主血，心血充盈以资养，心气充足以推动，血液才能正常运转，经血才会正常消长。

《傅青主女科》曰"夫经水皆出诸肾"，《黄帝内经》也有"二七天癸至，任脉通，太冲脉盛，月事以时下"，女子月水与肾、天癸、任脉、冲脉等密切相关。唐代王冰提出一源三岐的理论，言三脉始自肾下。王强主任认为，天癸乃肾精所化，根在肾间动气。何谓肾间动气？肾阴、肾阳交和之处即是"肾间"，两气相旋即是"动气"，融合之后产生的相合之气即是"命门"。任脉为阴脉之海，督脉为阳脉之海，冲脉为任督二脉阴阳和合所化生，同样是一个合象，是"命门"的另一种表现形式，这就是一源三岐的内涵。冲脉既阴阳融合，又可分化为二，如伏羲女娲交尾图，如正弦波一般，无穷无尽。其走中道而入胞宫，也就是说，心在上，肾在下，胞宫居于中间而连系上下。故若心火不下潜于肾水，肾水不上济于心火，则在下水寒难行，在上心火妄动，意动神摇，灼精耗液，发为闭经。

王强主任认为，"中焦受气取汁，变化而赤，是谓血"只是表象，真正的核心是水火既济。水火既济才能火土合化、水土合德，继而化生万物，化生血液。"赤"为火性，变化而赤就需要"君火以位，相火以明"，火不在位，火土不合化；水不得火之温煦，则水土亦无法合德。肾精藏在肾中，其色为玄，就像自然界埋在地里的石油，贮藏着能量，当我们调动肾精的时候，红色化血，白色成气，这才是"精血同源"。但是没有水火的交合，就无法把木炼成"炭"埋进土里，化成"石油"，化成能量，无血自然无经。王强主任临床常以黄连阿胶汤急收心神，但原方煎煮服用方法略为烦琐，患者也常反应鸡子黄味腥难以入口，故王强主任后常以桂枝加龙骨牡蛎汤为主方治疗心肾不交为主要病机的闭经，在其他证型的闭经中也经常使用交泰丸、黄连阿胶汤的核心方意，黄连加肉桂、黄连加阿

胶等加减用药。

第三节 基于"奇恒之腑"理论治疗慢性非细菌性前列腺炎

根据美国国立卫生院的分类，前列腺炎可分为四种类型：Ⅰ型，即急性细菌性前列腺炎；Ⅱ型，即慢性细菌性前列腺炎；Ⅲ型，即慢性非细菌性前列腺炎/慢性骨盆疼痛综合征；Ⅳ型，即无症状的炎症性前列腺炎。这四种类型前列腺炎中，能够明确病因且有效治疗的只有Ⅰ型，临床多使用抗生素治疗，但是仅为一小部分患者，约占患者总数的3%，其中绝大多数为慢性非细菌性前列腺炎患者，占病人总数的90%～95%。

慢性非细菌性前列腺炎是一种多见于青中年男性的疾病，临床主要表现为排尿功能异常（如尿急、尿频、夜尿增多等）以及腹盆部区域疼痛（可见于尿道、肛周、会阴部、耻骨联合部或腰骶部等部位）。本病尚未找到明确的病因诊断，发病机制复杂，临床疗效不佳，病程漫长且容易反复发作。目前研究表明，免疫反应异常、氧化应激作用增强、病原体感染、尿液返流等是本病的主要原因。患者时常表现为全身免疫功能的降低，以及以下腹部为主的局部免疫功能增强；实验室检查发现患者分泌前列腺液的功能减弱，并且前列腺液中的溶酶原激活因子、卵磷脂小体、蛋白质、血纤蛋白酶、锌等成分含量减少，甚至精液分泌量减少以及精子活动能力减弱，从而导致男性不育问题。慢性非细菌性前列腺炎虽然不会危及患者的生命，但是会严重影响患者的生活质量，由于疾病久治不愈，长时间遭受慢性疼痛困扰，出现性功能障碍、焦虑、紧张、自卑、抑郁、烦躁、失眠、记忆力减退等问题。

目前，现代医学对本病的治疗多采用对症治疗，如口服药物（非甾体类抗炎药、抗生素、植物制剂、受体阻滞剂、肌肉松弛剂等）、前列腺热疗、局部用药、外科手术、精神心理治疗等，但临床疗效不佳，患者满意度较差。

多年来，王强主任秉承中医经典理论，运用中医思维，基于"奇恒之腑"理论，依据奇恒之腑"宜通不宜滞，以下行为顺"的生理特性和功能特点创立了"蕴补于通法"，临床上用于治疗慢性非细菌性前列腺炎，取得了显著疗效，获得了广大患者的支持和认可。

一、中医对慢性非细菌性前列腺炎的认识

1. 古代医家对慢性非细菌性前列腺炎的认识

在古代中医医学典籍中未见"前列腺"一词，五脏六腑、奇恒之腑中亦未见到这一名称。但慢性非细菌性前列腺炎的主要临床表现在中医古籍中可见相应记载，如《黄帝内经》有云"脾受积湿之气，小便黄赤，甚则淋"；《素问·痿论篇》记载"宗筋弛纵，发为筋痿，及为白浊"；《金匮要略·消渴小便利淋病》篇指出"淋之为病……痛引脐中"；王冰对《素问·痿论篇》注解道"白物淫衍，如精之状，因没而下"。根据《医宗金鉴·杂病心法要诀》"浊在精窍溺自清……白寒湿热败精成"的描述，可以将本病归为"精浊""劳淋"等范畴。

根据中医理论，本病病机为肆食膏粱厚味、辛辣寒凉之物，长期饮酒酗酒，从而伤及脾胃，脾失健运，生成痰湿，痰湿日久化热，湿热下注于精室；湿热下注，久则蕴湿生痰，痰阻脉络，血液运行不畅，痰瘀互结，进而导致肝肾亏虚。

2. 现代医家对慢性非细菌性前列腺炎的认识

全国高等中医药院校规划教材《中医外科学》中，将慢性前列腺炎的证候分类为湿热下注证、气滞血瘀证、肝肾阴虚证、肾阳不足证。临床上，众医家对于本病的认识各有不同，根据临床经验进行中医辨证分型也略有不同。张子扬等将本病分为湿热型、血瘀型、脾气虚型三型；李其信等将本病分为中气虚弱、寒热错杂、湿热下注、气滞血瘀、肾阳不足五个证型；谭新华等将本病分为湿热下注、心脾两虚、气滞血瘀、奇经受损、湿浊内阻、肝气郁滞、脾虚气陷、阴虚火旺、肾虚不固、热毒内盛十个证型。

中医治疗本病的方法可分为中药汤剂、中成药、针灸、针药并用、局部注射、腹针等治疗方法。中药汤剂治疗多为补肾清利、化瘀活血通络、温补肝肾、行气逐寒、疏肝解郁、升清降浊、滋阴益气等；针灸取穴为中极透曲骨、次髎透下髎、

秩边透会阳，腹丛刺，中极、关元温针灸等。回顾近年来中医治疗慢性非细菌性前列腺炎的研究，无论是实验室研究还是临床治疗经验，均取得了一定的进展。刘安国等通过对大鼠的"三阴"穴进行电针治疗，提高大鼠的整体免疫功能，增强局部免疫能力，达到了治疗大鼠慢性非细菌性前列腺炎的目的；王喜凤通过运用"温针通法"激活大鼠的免疫应答，减轻炎症反应，从而达到治疗目的，为针灸治疗本病提供了实验依据；王洪飞通过穴位埋线的方法治疗该病引起的抑郁状态，取得了显著疗效，为临床针对该病情志方面的治疗提供全新的治疗方法和治疗思路。

二、基于"奇恒之腑"理论认识前列腺

王强主任结合中医理论，分析认为前列腺当属精室，对应女子胞，二者功能类似，属奇恒之腑，在半表半里之间。从藏象理论来看，前列腺兼具脏和腑的功能，既能藏精气，体现脏"藏而不泻，满而不能实"的功能；又能疏泄津液，体现腑"泻而不藏，实而不能满"的功能。五脏属里，六腑属表，奇恒之腑非脏非腑，密切联系五脏六腑，构成整体共同调节，属半表半里。从经络理论来看，十二正经互为表里，其间不仅有浮络、孙络进行连接，更有奇经八脉与之联系，构成完整的经络系统，奇经八脉为半表半里之经，冲任督三脉同起于胞宫，与奇恒之腑密切联系。从经络循行角度来看，前列腺在肝经循行路线上，且易受肝经影响，可同属半表半里。从胆腑角度看，胆身为奇恒之腑，具有脏和腑的功能，既可以藏水谷之精又可以疏泄胆汁助于濡养，能藏能泻，胆属少阳，应少阳之气，起到枢机作用，为人体内外气机运转之枢纽，是全身之气升降出入的通道，前列腺的功能与之类似，二者又同属奇恒之腑，可同视为半表半里。

三、基于"蕴补于通"治疗慢性非细菌性前列腺炎

1. 创立"蕴补于通"的治法

王强主任认为，前列腺在半表半里，以通为用；本病由前列腺藏泻功能失调所致，气血失和，升降司失，导致不能藏精、疏泄精液，核心病机为不通。《医

学真传》记载"调气以和气血，调血以和气，通也……必以下泄为通则妄矣"，因此，治疗本病应以通为主，蕴补于通，祛邪而不伤正。

临床中，湿热下注证和气滞血瘀证都属实证，湿热迫结前列腺，气滞、瘀血阻滞前列腺，可造成前列腺不通。肝肾阴虚证和肾阳不足证都属虚证，针对肝肾阴虚证，阴虚则生内热，易炼液成痰，阻滞通路，阴虚则肝风内动，肝失疏泄，肝脉痉挛，导致前列腺不通。针对肾阳不足证，肾的阳气不足，导致不能起到温煦作用，膀胱气化不利，下焦寒凉，阻滞气机，进而使前列腺藏泻功能失衡，造成不通。"蕴补于通法"能够调畅上下气机，调和表里营卫，扶正兼顾驱邪，和解内外脏腑，虽然名义上叫通法，但核心仍属于中医"和"的思想。

2. 用药经验

中药因四气、五味、归经不同，具有不同的阴阳属性、治疗作用、治疗部位。王强主任治疗慢性非细菌性前列腺炎的临床用药，四气以寒、温为主，寒温并用，攻补兼施，补虚泻实，一阴一阳，达到阴阳调和的效果，体现了治疗少阳病"和解"的思想，脏腑和，表里和，上下和，阴阳和。五味以辛、甘、苦为主，辛味能散、能行，疏通气血，引邪外出；苦味能泄、能燥、能坚，清泻火热，通泻二便，泻火存阴；二者合用，体现了"通"的思想，使当泻不泻的前列腺得到疏通。甘味能补、能和、能缓，缓急止痛，温补虚损，减轻了疾病长久带来的痛苦，体现了"补"的思想。三者体现出了王强主任临床治疗慢性非细菌性前列腺炎"蕴补于通"的治法。用药类别以补虚药为主，体现了通补结合，以通为用的思想。也提示在临床治疗当中，要辨证准确，切忌虚虚实实之戒，不能看见炎症就一味清热解毒。

王强主任临床治疗慢性非细菌性前列腺炎的处方中，药物归经以脾、肺、肝、胃、胆经为主。《素问·经脉别论》云："饮入于胃，游溢精气……水精四布，五经并行。"阐述了人体内水液生成代谢的途径。肺为水上之源，朝百脉，司呼吸，主行水，具有宣发肃降的功能，通过治疗肺经，能够起到"提壶揭盖"的功效，缓解患者小便不利的临床症状。脾主运化，胃主通降，通过治疗脾胃，能够运化体内的痰饮水湿，通降二便，给体内邪气以出路，体现出了治疗前列腺"宜通不宜滞，以下行为顺"的理论。肝主疏泄，其循行环绕二阴，入小腹，前列腺在肝经循行部位上，与足少阳胆经相表里，通过治疗肝胆二经，能够解决前列腺本腑问题。从归经角度来看，王强主任的处方，既改善了慢性非细菌性前列腺炎患者尿频、尿急等小便不利等症状，又解决了奇恒之腑居于半表半里，当泻不泻、当藏不藏的本质问题，体现了标本同治的思想。

四、小结

王强主任基于中医经典理论，结合现代医家研究，将前列腺归属于奇恒之腑，并提出了"蕴补于通"治疗慢性非细菌性前列腺炎。该方法强调补五脏以养肾，通过补益肺金、健运脾胃、疏肝利胆等手段，调和脏腑功能，促进气血阴阳平衡，从而达到治疗目的。

王强主任的用药经验体现了对中药四气、五味、归经的精准把握，其处方以寒温并用、攻补兼施为特点，既疏通气血，又滋养脏腑，体现了中医"和"的思想。王强主任的临床实践证明，中药汤剂治疗慢性非细菌性前列腺炎疗效显著，不易复发，为临床治疗提供了有效方法和科学依据。

第四节　巧用"和法"治疗不寐

不寐常由精神压力、社会心理因素，以及某些慢性疾病等因素引起，常见症状为入睡难、睡眠质量低、易醒、健忘、日间嗜睡等。现代医学中将不寐称为失眠。在中医典籍中，关于不寐的论述内容比较详细。在《灵枢》中提到"卫气不得入于阴……故目不瞑矣"，后世将其概括为"阳不入阴"，这也是中医关于不寐病机的概括。根据调查结果，随着学习、工作、生活压力的增大，不寐的发病率在我国有显著的上升趋势。不寐已经成为影响国民健康的常见因素，并且已经引起社会公众的高度重视。

中医对于不寐总病机"阳不入阴"有着不同理解，因此不同医家有不同的辨证论治方式。中医对不寐的治疗具有较好的疗效。目前临床上运用中药治疗不寐主要有三种方式，分别为单味中药、中药配伍方剂与中成药剂。

一、不寐的辨证分型

王强主任根据多年临床经验，将不寐的辨证治疗分为四种。

1. 肝胃不和证

肝主疏泄，全身气机是否通畅与肝密切相关，气机不畅或气机疏泄过度均易导致阴阳失和以致不寐。中土之气化生肝气，因而中土之气受累必会损及肝气。在五脏生克中，存在着肝克脾土的体系，因此肝气失于疏泄，会导致木郁土壅，以致肝胃不和；肝气疏泄过度，导致木克脾土，以致肝胃不和。根据这两种不同的情况，王强主任也选用不同的主方。情志失调是引起肝气失调的主要病因，这种情况在现代常常出现，尤其是脑力工作者，精神焦虑、职场竞争压力常导致肝气疏泄失常，由此出现脾胃气机失调，运化失司；再加上身体的素质下降，气机运动出现停滞，血脉不畅，阳气不升，阴阳不相交，导致不寐的发生。

2. 营卫不和证

《灵枢·素问》中详细阐述了睡眠的基础，"阳气尽，阴气盛则目瞑，阴气尽而阳气盛则寤矣"；《灵枢·邪客》中提出不寐的病因病机为"行于阳不得入于阴……故目不瞑"。《黄帝内经》中提出"阳不入阴则目不瞑"的说法，王强主任对此的看法不仅局限于阴阳二气，还提出此阴阳失和应理解为营卫不和。卫为阳，营为阴。在正常情况下，卫气主动，行于脉外以御外邪；营气主静，行于脉中以养血脉。卫气白天行于阳，夜晚时卫气从阳入阴，阳尽阴盛则寐。营卫二气行于阴阳各25周，午夜时分，交于手太阴肺经，昼夜轮回，各司其职，则使人精神充足；若营卫运行失常，夜晚卫阳不能入里，则五脏不能与营气相合以致不寐。

3. 脾胃不和证

《素问·逆调论》中言"胃不和则卧不安"，由此提示脾胃不和是导致不寐的常见病因。王强主任在治疗不寐患者时也尤为注重从脾胃不和论治。脾胃位于人体中焦，是人体周身阴阳气血流转的必经场所，脾胃不和则极易导致周身阴阳气机运行失常，从而出现不寐症状。同时，脾喜燥恶湿，胃喜润恶燥；脾主升清，胃主降浊，两者和合，人体如常，两者不和则易生痰湿等病理产物，阻遏气机导致不寐。不寐与脾胃不和经常互为因果，不寐患者常存在暴躁易怒、思虑过度等不良情绪，同时这些情绪也会反作用于人体气机运行，导致气血运行失常，酿生痰湿、瘀血等病理产物导致脾胃受损。所以，在临床治疗不寐时，王强主任尤为注重脾胃和合。

4. 坎离失和证

坎离之称取义为天地，取象比类至人体即为上焦与下焦、心与肾，坎离失和证即为心肾不交证。心肾不交证是不寐的常见证候分型，常因心火独亢或肾水阴寒的原因而出现。正常情况下，肾水承心火下炎之势，心火借肾水上济之力。水火既济，心肾相交，阴阳相合以致瞑；病理情况下，当心火独亢或肾水阴寒时，心肾难以相交，水火难以既济，阴阳不和而致不瞑。《伤寒论》中的"伤寒不得眠"与"少阴不得眠"均为心肾不交导致的不寐。王强主任对于心肾不交证的有独到的经验理解，认为心肾不交证是在中焦脾胃气机失常的基础上出现的，中焦位于人体中间位，上焦和下焦必受其影响，如果中焦气机长期失常，必会牵连上焦、下焦气机运转，出现心肾不交症状。因此在临床辨证中，心肾不交证常伴随着脾胃不和证，脾胃不和证日久不愈变会出现心肾不交证。

二、不寐的治则治法

1. 肝胃不和证——疏肝和胃法与抑肝和胃法

肝胃不和证的根本在于肝主疏泄的功能失常，累及脾胃。因此在治疗中，王强主任以调节肝脏疏泄功能作为主要治则兼以补益脾土。王强主任认为肝主疏泄功能异常有两种情况，过于疏泄和疏泄不及。过于疏泄时以抑肝和胃法为主，可选用芍药甘草汤为基础方；疏泄不及以致气机阻滞，应以疏肝和胃法为主，可选用小柴胡汤为基础方，配以炒麦芽、炒谷芽以补益脾气。小柴胡汤有调畅气机、疏肝解郁之功，可谓"和法"之代表，用治肝胃不和证不寐，药证皆合。

2. 营卫不和证——调气和营法

王强主任认为《黄帝内经》中提到的"阳不入阴"型不寐，实质为营卫不和。

《伤寒论》中提到"病常自汗出者，此为荣气和……复发其汗，荣卫和则愈，取桂枝汤"。以此为据，选用调和营卫之方的桂枝汤治疗此证。桂枝汤是张仲景所创立的调和营卫的首选方。既往桂枝汤多用来治疗外感疾病，但王强主任认为桂枝汤的功效不仅局限于解表，更偏向于调和，调气和营以复营卫气血和合而寐。

3. 脾胃不和证——调和脾胃法

王强主任认为脾胃不和证病机可总结为"中焦斡旋失司"，其含义为中焦气机升降功能失常。脾胃位居中焦，气机升降之枢。中焦气机异常，清阳难以上升，浊阴无从下降，升降失司，故致不寐。脾胃位居中焦，处于气机枢纽之位，同时又是气血生化之源，故王强主任认为调和脾胃以恢复脾胃之升降为关键。"治脾胃之法，莫精于升降"，通常选用性、味皆反的药物，辛散、苦泄、寒热和合配伍，以达到升降之用，由此做到"辛开苦降"，因此王强主任选用半夏泻心汤作为治疗此证的基础方。当代伤寒大家刘渡舟先生也提到过半夏泻心汤虽为治疗痞证的主方，但与小柴胡汤相比，仅多了黄连少了柴胡，"一和少阳之气，一和脾胃之气，为后世医家开辟了和解法的治病途径"。小柴胡汤与半夏泻心汤均可调和脾胃功能，但半夏泻心汤保留人参、大枣、炙甘草更偏于益气以及健脾，增强扶正祛邪之力。

4. 坎离失和证——调和心肾法

易学认为自然界阳刚阴柔之间不仅相反对立，还相辅相成，既济中含未济，未济中含既济，调其坎离，使其既济，可复天地交泰之象。中医运用这个理论来治疗心肾不交出现的疾患，使其火不炎上，水不下沉，以复其心肾交通。同时王强主任认为坎离失和的出现缘于中焦脾胃枢机受损，中焦脾胃气机受损日久以致上、下二焦水火失济。在治疗选方上，王主任选用治疗心肾不交的经典方剂交泰丸为基础方，联合治疗脾胃不和的主方半夏泻心汤进行加减。半夏泻心汤寒热平调调和中焦脾胃气机，交泰丸清上温下调畅上下焦气机，以复气血阴阳相合。

三、小结

王强主任从"和"的角度将不寐归纳为肝胃不和、营卫不和、脾胃不和与坎离失和四型。针对不同证型，王强主任灵活运用疏肝和胃、调气和营、调和脾胃及调和心肾等治法，选取芍药甘草汤、小柴胡汤、桂枝汤、半夏泻心汤与交泰丸等经典方剂，结合加减变化，精准施治。

第五节 基于"水火"理论治疗不寐

不寐在中医古籍中又被称为"目不瞑""不得眠""不得卧"。《黄帝内经》中阐述了睡眠与觉醒的生理过程，指出："阳气尽，阴气盛，则目瞑；阴气尽而阳气盛，则寤矣"，以及"卫气不得入于阴，常留于阳。留于阳则阳气满，阳气满则阳跷盛；不得入于阴则阴气虚，故目不瞑。"这些经典论述揭示了阴阳平衡对于维持正常睡眠觉醒周期的重要性，并指出阴阳失衡是导致不寐的关键因素。

王强主任认为不寐根本原因是人体水火道路不通。人体之内，枢纽众多。肝木位于左，主升发；肺金位于右，主肃降，二者相互协调，形成"龙虎回环"之势。肝木之升与胆木之降，互为表里；脾主升清阳，胃主降浊阴，二者升降相因，促进阴阳交通。若这些枢纽功能受阻，水火失于交流，不寐便随之而来。传统观点常将水火失调与心肾不交之不寐相联系，然而王强主任提出，水火失调实为全身脏腑功能失衡之表现，非独心肾之疾。治疗之本，在于调和阴阳，畅通水火。因此，在临床诊治时，不可将水火失调简单归咎于心肾二脏，而应深入探究水火失调之核心，洞察脏腑间相互关系，方能把握治疗关键。

一、王强主任对不寐症候的分类

1. 心肾失和，水火失调

一般意义上的水火既济即指心肾相交。心为火脏，五脏六腑之大主，运行血气以濡养心脏及与心有密切关系的组织器官。肾寓真阴真阳，为五脏六腑之根本，心肾之间在经脉循行路线上相互交通。心肾相交则肾水可上行于心使心火不亢，心火可下达于肾使肾水不寒。心以血为用，血耗则君火不明，上必虚热；肾以精为本，精亏则相火不位，下必虚寒。相火以位，则阳载阴升，故上不燥热；君火以明，则阴覆阳降，故下不寒湿。二者共司水火，维持枢机运转正常，起着交济心肾，为生命提供原动力的作用，如《格致余论》云："水能生而火能降，一升一降，无有穷已，故生意存焉。"若心肾水火失调，则肾水不能上济于心，导致心阳独亢，日久心阴渐耗，出现虚火扰神，心神不安，因而心烦不寐，心悸多梦。

2. 肝胆失和，水火失调

《素问·阴阳应象大论》认为"肾生骨髓，髓生肝"，可见肾与肝关系密切，二者生理相连病理相关。后世医家张景岳提出"乙癸同源"的经典理论，为肝肾"精血互化、共寓相火"的理论奠定了基础。肝胆互为表里脏腑，经脉又互相络属。故水火失调时导致的不寐有三种情况：一是肾阴亏虚不能上济肝阴共制肝阳，则会导致肝阳偏亢的病证，即"水不涵木"，肝阳上扰脑窍，出现头晕脑涨而发为不寐；二是肝升太过，胆气不降，郁而化火，火热上扰心神不能下济，下耗肾阴，出现急躁心烦而发为不寐；三是肝疏泄不及，心胆气虚，出现触事易惊，终日惕惕而发为不寐。

3. 脾胃失和，水火失调

《素问·水热穴论》曰："肾者，胃之关也。"肾与胃二者的关系可以概括为"互滋互用，枢机出入，摄纳气机"，而脾胃互为表里脏腑，经脉又互相络属。故水火失调时导致的不寐有三种情况：一是邪热内传阳明，热邪亢盛，燔灼胃津，胃中邪热上逆扰神则发为不寐，如《素问·逆调论篇》云"阳明逆，不得从其道，故不得卧也"，胃的阴液受损严重后，最终会致使肾阴亏损，肾阴亏损进一步影响水火交济；二是邪热与痰湿互结，脾虚则生痰生湿，足阳明为多气多血之经，痰火扰乱，心神不宁，火炽痰郁而致不寐；三是宿食停滞，影响胃气和降，出现胸闷脘痞，泛恶嗳气，以致睡卧不安，而成不寐，如《素问·逆调论篇》

有"胃不和则卧不安"的论述。

4. 肺肾失和，水火失调

肺通调水道与宣发肃降功能和肾主水的生理特性共同控制人体水液的代谢与输布。肾为人一身阴阳之根本，五脏六腑皆依赖其温煦与滋养，肺气依赖先天肾气滋养，肾气依靠后天肺气补充。可见肾与肺关系密切，二者生理相连病理相关，《类证治裁》中将二者关系概括为"金水相生"。故水火失调时导致的不寐有三种情况：一是肾气不能滋养肺气，肺气虚弱，则魄无所居，肺魄不安而出现睡眠轻浅易醒，闻声则醒之不寐；二是肺气虚则无力输布转化精微，使肾气失养，且使营卫之气运转失常，营卫失和而发为不寐；三是肺肾两脏，阴液互滋，肾水不能上乘，肺阴亏损，虚火扰魄而不寐。

二、王强主任对不寐的中医治法和具体方药

1. 通达心肾，交济水火

王强主任临证时，调治心肾不交型的水火失调证，其主要的治则为通达心肾水火。常用五苓散配合黄连阿胶汤。用五苓散为主方行气利水，使得人体水液运转。《伤寒论》曰："少阴病得之二三日以上，心中烦，不得卧，黄连阿胶汤主之。"肾水不足，无以上济心火，导致心火亢盛，心神被扰，心中烦不得卧，因此配合黄连阿胶汤治疗肾阴亏虚且心火亢盛者具有良好效果。黄连与阿胶配伍，上可清降心火，下可滋补肾阴，使心火得降肾水得旺。此外还可配合交泰丸，方中黄连使心火得降，肉桂使肾水不寒，水气得升，正如陈士铎言："黄连与肉桂同用，则心肾交于顷刻，又何梦之不安乎。"可见该方可以升水降火，交通心肾，在治疗心肾不交导致的夜寐不安具有良好效果。

2. 疏肝利胆，交济水火

《傅青主女科》言："肝乃肾之子、心之母也，补肝则肝气往来于心肾之间，自然上引心而下入于肾，下引肾而上入于心。"王强主任临证时，用五苓散为主方行气利水，使得人体水液运转，配合小柴胡汤疏肝利胆，恢复肝胆气机升降，

则水火自通。让人体贯通阴阳二气，复醒水火交济。对于肝阳偏亢者，配合珍珠母、龙骨、牡蛎平肝潜阳；对于肝升太过，胆气不降，郁而化火者，配合左金丸疏肝气，泻肝火；对于肝疏泄不及，心胆气虚者，用温胆汤加酸枣仁、柏子仁养心安神。还可配伍炒白芍、五味子等柔肝、补肝、益肝。肝胆气机通畅，则水火自然相交。

3. 健脾和胃，交济水火

脾胃位于人体中焦，是阴阳交通、水火相济道路，正如十字路口具有枢转四方的作用，脾胃枢转失和，遂不得卧，故治以健脾胃利枢机。王强主任临证时，用五苓散为主方行气利水，使得人体水液运转，配合理中汤化生气血，恢复脾胃气机升降，则水火自通。对于热邪亢盛，燔灼胃津者，配合白虎汤清热生津，泻火不伤阴；对于痰火内扰，火炽痰郁者，配合黄连温胆汤，祛阻塞之痰邪，以畅道路，和中安神；对于宿食停滞，胃失和降者，用四君子汤加炒谷芽、炒麦芽恢复枢机运转，交通水火。

4. 补肺益肾，交济水火

针对肺肾水火失调证，首要治疗原则为调摄阴阳，使水火达到冲和的程度。王强主任临证时，用五苓散为主方行气利水，使得人体水液运转，配合麦门冬汤补充人体水液，润肺胃之阴，从而金水相生，化生肾精。对于肺气虚弱，魄无所居者，配合益气之品如党参、黄芪，肺气足则魄安居肺舍，寤寐正常；对于营卫之气受损者，配合桂枝加龙骨牡蛎汤调和营卫，桂枝生姜通阳，芍药、大枣和阴，炙甘草调和阴阳，龙骨、牡蛎敛阴潜阳，使阳入于阴而寤寐有度；对于肾水不能上乘，肺阴亏损，虚火扰魄者，用沙参麦冬汤润肺肾之阴，清虚火，止烦躁。

三、小结

以往众多医家对于不寐的治疗大多是调理阴阳或安心神。不寐不仅与心神密切相关，也与其他五脏六腑密切相关。"五脏各安其位而寝"，五神不归于五脏是失眠的关键病机。神乱则五脏六腑失调，王强主任认为不寐根本上是由于人体水火道路不通所导致的，水火失调并不仅仅指的是心肾之间水火的异常，人体各脏腑都有可能出现水火失调从而引起不寐。单纯的调神不如调整人体的水火通路，道路畅通，水火平衡，神自然会恢复正常运行。

第六节　基于"六经气化"学说治疗功能性便秘

一、中医对便秘的认识

中医对于便秘的描述最早见于《黄帝内经》，"……则腹满胀，后不利，不欲食，食则呕，不得卧"，"后不利"一词即为"便秘"。除此之外，便秘也被称为"大便结""大便闭""不得大便""便溲难"。中医把便秘的病因分为内因和外因，外因主要为外感六淫，外邪入里化热；内因包括情志失调、饮食不洁、劳累过度等因素造成脏腑功能失司导致便秘。

二、用"六经气化"学说解释便秘病因

王强主任认为脏腑功能失司导致便秘的说法太过笼统。"六经气化"学说中的开阖枢理论叙述的是天地之气在人体内由升发转化为闭藏的过程，人体将糟粕排出体外的环节，也需要气机离、入、出、合功能的协调发展，《黄帝内经》有云："饮入于胃，游溢精气，上输于脾。脾气散精，上归于肺，通调水道，下输膀胱，水精四布，五经并行，合于四时五脏阴阳，揆度以为常也。"这里的"饮"并不只是水液的意思，而是指饮食水谷。食物转化为精微物质的过程和糟粕排出体外的过程并无先后顺序，而是同时进行，这两个过程有异曲同工之处，精微物质的转化吸收与大便的正常排泄同样重要，便次、便型、便质与排便时间，是对便秘证型辨证的要点所在。王强主任将"六经气化"学说的理论引入便秘的成因，总结为"气机升降失司"，针对气机运化是如何进行

的，本节将从三阴三阳的角度逐一论述。

1. 太阳寒水的气化

太阳经是六经病中首当其冲的一经，依据标本中气理论，太阳经为标，寒水之气为本，太阳之经气在天为寒，在地为水，在人为手太阳小肠经与足太阳膀胱经。六经气化究其根本是阴阳的变化，水火者，阴阳之征兆也。水与火不过是阴阳的两种不同形态，"万物负阴而抱阳"，人体之火是包含在水中的，水中有火才可以变化，火从水中而化。太阳寒水的命名，是小肠之火从膀胱经之水化生而来的。"太阳主肤表而统营卫"，意思是太阳之气作用于人体最外层；对于营卫二气的概念，《灵枢·营卫生会》中有云"人受气于谷，谷入于胃，以传于肺……其清者为营，浊者为卫"，从这可以看出，营卫之气是由水谷之气化生的，饮食入胃，由脾运化后，剽悍者行于脉外，精微者行于脉中。《黄帝内经》称膀胱"津液藏焉，气化出焉"，这里的津液绝非现代解剖学所认知的尿液，而是指人体内有用的、含人体之火的水。这种水经太阳经气的蒸腾，以汗液、尿液以及呼吸所带出的水分排出体外，这是"气化出焉"的本质。对于小肠的理解，《黄帝内经》有云"受盛之官，化物出焉"，经常有解释称小肠的功能是将食物转化成的糟粕传导给大肠，但这个说法与"小肠主液、大肠主津"相违背，因此"津、液"的本质实则也是阴阳的不同形态。饮食转化为精微物质的过程，是由小肠之火与大肠之金共同完成。膀胱之水与小肠之火一散一收，共同完成太阳寒水之气的运动，而太阳寒水之气一旦受损，气机升降功能失司，则间接影响着津液代谢以及水谷的转化，从而对大便的形成产生影响，引起便秘。

2. 少阴君火的气化

少阴君火之气，少阴为标，君火为本。少阴之经气在天为热，在地为火，在人为手少阴心经和足少阴肾经。心火与肾水，与膀胱和小肠一样，也同属于阴阳二气的变化。《素问·六微旨大论》中说："太阳之上，寒气治之，中见少阴；少阴之上，热气治之，中见太阳。"太阳寒水与少阴君火互为一对中见之气，在表为寒水之气的膀胱与小肠的火平衡，在内则为心肾二气的水火平衡。君火居于上为心，内含阴血，相火居下为肾，内含阳气。在生理状态下，阳升化热以充养君火，即火化为水；阴降潜藏以滋养相火，则火化为水，二者互为其转化的根本，共同构成人体气机运动的枢机，是人体生命的根本所在。

3. 阳明燥金的气化

阳明燥金之气，阳明是标，燥金为本。阳明之经气在天为燥，在地为金，在人为手阳明大肠经和足阳明胃经。燥金之气为肃杀之气，在天应秋，接应冬夏二季，使外散的阳气得以潜降；也正是由于燥气，使得饮食水谷得以在胃与大肠进行传导消化。土在五行中的作用为升降水火、交互金木，《史记·律书》中说："胃者，言阳气就藏，皆胃胃也。"描述的是胃收藏阳气的状态，人之所以能将水谷中转化为自身的精微物质，正是依赖燥金之气运化。

4. 太阴湿土的气化

太阴湿土之气，太阴是标，湿土为本。太阴之经气在天为湿，在地为土，在人为手太阴肺经和足太阴脾经。《黄帝内经》记载"太阴之上，湿气治之，中见阳明"；对于湿的认识，《子华子》有云"阴阳交，则生湿"，湿乃水火相交之气，湿气成形为土，土孕育万物，因此太阴湿土之气为人体的五脏六腑提供来源，它由先天君火与相火交济而形成。从六经气化运动的角度来说，太阴湿土与阳明燥金一样，具有潜降阳气，收敛入阴的功能，两者之气不降，则水木不生，火金不降，气机升降运动失常。

5. 少阳相火的气化

少阳相火之气，少阳是标，相火为本。少阳之经气在天为暑，在地为火，在人为手少阳三焦经和足少阳胆经。《黄帝内经》有云"少阳之上，火气治之，中见厥阴"，其中少阳为"火气治之"，少阴为"热气治之"，火与热一个有形，一个无形，火为阴，热为阳，火与热的区别即为君火与相火的区别。相火属阴，主潜藏；君火属阳，主升发。《黄帝内经》称"君火以明，相火以位"，相火是人体内的动力源泉,它通过手少阳三焦经与手厥阴心包经游历周身,滋养脏腑机体;"相火以位"的意思是相火必须时刻处于合适的位置,不得偏离。这就好比地球与太阳的运动,地球代表相火,太阳是君火,地球的正常自转与公转才有了四季交替运动。人体内的君火与相火皆来自先天之火——太阳,同时也需要自然界清气与后天水谷之气的滋养。人体的阴阳气机升降原理,其实就是元气的潜藏与释放的过程,相火足自然能够正常释放。

6. 厥阴风木的气化

厥阴风木之气,厥阴是标,风木为本。厥阴之经气,在天为风,在地为木,在人为足厥阴肝经及手厥阴心包经。《黄帝内经》说"厥阴之上,风气治之,中见少阳",肝与胆在脏腑辨证中互为表里关系,同属于木,应自然的升发之气而生,但也有阴阳之分。胆为甲木属阴,要把肝木布散的相火下沉到太阳寒水中并收藏起来;肝为乙木属阳,作用是把储存在太阳寒水中的相火,转化为君火。厥阴病的中见之气是少阳相火,少阳中储存的相火是否充足是厥阴风木之气能否运动的根本,正常相火旺盛,则厥阴风木畅达,相火不足,则风木郁滞,气机无法畅达。

三、从脏腑辨证"气机升降"

基于六经的气化,我们知道五脏六腑皆可导致气机的升降失常,从而引起便秘。太阳寒水、阳明燥金、太阴湿土之气升降失司,间接影响津液代谢及水谷的受纳而造成便秘;少阴君火、少阳相火、厥阴肝木之气则是在人体内阴阳不相顺接从而直接影响气机升降。然而临床中遇到的便秘患者并非简单的一经之气化失常,而是由多经合病共同引起的。要从脏腑辨证的角度,进一步探究三阴三阳之间的联系。

1. 心肾为气机升降之根本

《周慎斋遗书·阴阳脏腑》中曾说:"心肾相交,全凭升降。"心火下温于肾,肾水上济于心。从六气理论来看,君火居于上为心,内含阴血,相火居下为肾，内含阳气。在生理状态下，阳升化热以充养君火，即火化为水；阴降潜藏以滋养相火，则火化为水，二者互为其转化的根本，共同构成人体气机运动的枢机，是人体生命的根本所在。《格致余论》说过："心为火居上，肾为水居下……一升一降，无有穷已，故生意存焉。"心火与肾水的正常升降正是人体内气机与阴阳和合的根本条件。

2. 肝肺为气机升降之外轮

《素问·刺禁论》说过："肝气升于左，肺气于右降。"《柳州医话》也有类似对于肝肺致病的描述："肺气主表，肝气主里，六淫由肺入，七情由肝起。"营卫二气来源于水谷之气，《难经》有言道："心者血，肺者气，血为荣，气为卫。"实则是说阴阳行于脏腑之内的称为气血，行于经络内的称为营卫。营卫二气由肺气所治，营血由心所化，散布于肝；卫气根于肾，却由肺气而宣。肝肺的一散一宣，一升一降，共同调畅气机升降。因此叶天士认为"思人身左升属肝，右降属肺，当两和气血，使升降相宜"。

3. 脾胃为气机升降之枢纽

《医碥》中明确提出："脾胃居中，为上下升降之枢纽。"从六气来讲，太阴湿土与阳明燥金同主阳气收敛入阴的过程。从脏腑功能来讲，脾喜燥恶湿，将水谷精微上输与肺，再由肺输送至全身；胃则恰恰相反，胃喜润恶燥，将水谷精微下输大肠小肠泌别清浊。《杂病广要·内因类虚劳》曰："人之一身，以脾胃为主，脾胃气实，则肺得其所养，肺气既盛，水自生焉，水升则火降，水火既济，而合天地交泰之令矣。"从五行来解释这段话，土气是水木升腾化火、火金下降成水的枢纽。脾胃升降不利，则水木不升，火金不降，全身气机升降失常。

四、王强主任对功能性便秘辨证分型及治法方药

便秘一病，临床常用治疗思路为"通腑行气"，常见的大小承气汤、调胃承气汤等，王强主任基于"六经气化"的理论，将便秘一病总结为肝肺、脾胃、心肾的气机升降失调，并归纳为三个证型，分别为：肝肺壅滞证、脾胃失和证、心

肾不交证。治疗原则为调畅气机，使其恢复正常的升降出入之职。

1. 小柴胡汤合三子养亲汤加减治疗肝肺壅滞证

由于肝气郁滞，肺失宣降而致的便秘应治以疏肝降肺之法，选方小柴胡汤合三子养亲汤。该证型常由肝气郁结已久为主因，进而上逆犯肺导致肺气宣发与肃降失常。方中以柴胡、黄芩清降肝气，白芥子、紫苏子、莱菔子、半夏、生姜以化痰降逆，佐党参、甘草、大枣补益脾气，大便秘结严重者可加熟蜜。

王强主任认为，该证型主因由木气上逆而侮金所致，方以治肝为主，治肝当以实脾先，因此选用小柴胡汤再合适不过。同时利用三子养亲汤，将由肝气上逆而阻于肺络的痰以温法而化。两方合用，以期恢复肝肺气机。

2. 半夏泻心汤合麻子仁丸加减治疗脾胃失和证

因脾胃气机升降失司，邪入阳明化热导致的便秘应治以运脾和胃之法，方选用半夏泻心汤合麻子仁丸。该证型主因太阳病误用下法，邪热入阳明化热，或寒热错杂，导致脾胃升降失司。方以半夏降逆化痰，黄连、黄芩清降阳明之热，干姜温中以散邪，佐党参、甘草缓和中气，共同调节脾胃之气机；同时用火麻仁润肠通便，杏仁、白芍一升一降以恢复肝肺之气助脾胃气机运行，佐大黄、枳实、厚朴除阳明之燥，并蜂蜜缓和其攻下之力。

王强主任认为，半夏泻心汤与麻子仁丸合用，可使错杂于中焦的无形之邪、阳明中燥热的有形实邪，与大便一起排出体外，正符合因势利导，给邪以出路的中医治病思维，从而达到恢复脾胃气机升降的功能。

3. 黄连阿胶汤合增液承气汤加减治疗心肾不交证

因心肾不交而气机升降失司，心火偏亢而肾水亏虚引起的便秘，以黄连阿胶汤合增液承气汤加减治之。方以黄连清君火以除烦，黄芩、白芍清泻相火，使心肾二气得以相济，佐生鸡子黄滋脾胃之津液，阿胶、生地黄滋肾阴，玄参、麦冬可顾护太阴，最后由大黄、芒硝以泄阳明燥热。

王强主任认为，该证型因久病而上下阴阳水火气机不交，肾阴亏虚与心火旺盛同时存在，火热引起阳明燥金之气太盛，消耗津液，而导致便秘。方中清心火与滋肾水同时使用，使清热不伤阴；水火相济离不开脾土的化生，因此方中鸡子黄意在通过恢复太阴湿土化生之力以维持水火交济。

五、小结

王强主任基于中医对便秘的传统认识，结合"六经气化"学说，提出了便秘的核心病机为气机升降失司。通过对太阳寒水、少阴君火、阳明燥金、太阴湿土、少阳相火、厥阴风木六经气化的细致分析，揭示了脏腑功能失调与便秘之间的内在联系。心肾为气机升降之根本，肝肺为气机升降之外轮，脾胃为气机升降之枢纽。在这一理论指导下，王强主任对功能性便秘进行了精准的辨证分型，并提出了相应的治疗方案。王强主任将"六经气化"学说与脏腑辨证相结合，为功能性便秘的治疗提供了全新的治疗视角和方法。

第七节 基于"命门"理论论治眩晕

关于眩晕的记载最早见于《黄帝内经》，称为"眩冒"，是头晕与目眩的总称，临床以眼花，或眼前发黑，或感觉自身或外界景物旋转，站立不定为主要表现，常伴有恶心、呕吐、汗出甚则昏倒等症状。中医将眩晕单独列为一种疾病，而在西医中眩晕则见于多种疾病发生发展的过程中，包括高血压、脑动脉硬化、贫血、神经衰弱、耳源性眩晕、晕动病等。作为临床中常见的一种病症，本病多发于中老年患者，急性发作时可造成骨折等意外伤害，甚至危害到人的生命健康，故须采取切实措施对眩晕进行干预治疗。目前西医对于病因诊断明确的眩晕治疗取得了一定效果，在一定程度上缓解了患者的痛苦，但后期易反复发作，且对于部分眩晕患者，采取反复检查后仍不能准确给出诊断，从而使患者得不到有效的治疗。中医在治疗眩晕时具有花费少、疗效佳的特点，不仅降低其复发风险，还可以弥补原因不明的眩晕患者在诊断及治疗上的不确切性。古今临床医家多认为眩晕是由风、火、痰、虚、瘀导致，王强主任在把握命门理论的基础上，认为眩晕多由命门功能失调引起，并以此为切入点去具体探讨眩晕的治疗。

一、命门的古籍记载

关于命门的记载，最早见于《黄帝内经》，"太阳根于至阴，结于命门，命门者，目也"。此处是指眼睛，藏精光照之所，经气所出之门。而《难经》中提道："两肾者，非皆肾也，其左者为肾，右者为命门。"首次提出"左肾右命门"之说，认为"命门者，谓精神之所舍，原气之所系也；男子以藏精，女子以系胞，其气与肾相通"。唐代杨上善则统一了《黄帝内经》与《难经》的说法，认为"肾为命门，上通太阳于目，故目为命门"，即足太阳膀胱经下络肾而上起于目内眦。并且杨上善在《太素·输穴·变输》中指出："人之命门之气，乃是肾间动气，为五脏六府、十二经脉、性命之根。"其所言之"肾间"并非单指右肾间，而是指两肾间。孙一奎则创立"命门动气"学说，认为"盖人以气化而成形者，即阴阳而言之。夫二五之精，妙合而凝，男女未判，而先生二肾，如豆子果实，出土时两瓣分开，而从中间所生之根蒂，内含一点真气，以为生生不息之机，命曰动气，又曰原气，禀于有生之初，从无而有。此原气者，即太极之本体也"。此处"太极"是指两肾间的命门原气，即动气。故称"命门乃两肾中间之动气，非水非火，乃造化之枢纽，阴阳之根蒂，即先之太极。五行由此而生，脏腑以继而成。"张介宾认为："命门居两肾之中，而不偏于右，即妇人子宫之门户也。子宫者，肾脏藏精之府也，当关元、气海之间，男精女血皆聚于此，为先天真一之坎，所谓坎中之真阳，为一身生化之源。"对命门的位置及功能进行了阐述，认为命门作用有三，其一曰生殖，命门是两精结合之所，故"为受生之窍"；无命门，则人无以生。其二曰化生。脾胃为水谷之海，是后天之本。命门为精血之海，是先天之本。无命门之水火，则脾胃等脏腑不能化生。其三曰调控。肾为人身之关键，命门为肾之政令之所在，握有阴阳变化之柄，其启闭是否有序，关系到阴阳调和乃至健康与否。故称为"一身巩固之关"，喻为"北辰之枢"。明代虞抟在《医学或问》中说"夫两肾固为真元之根本，性命之所关,……以两肾总号为命门",提出两肾皆为命门。赵献可在《医贯》中提出:"命门在人身之中,对脐附脊骨,自上数下,则为十四椎,自下数上则为七椎。《黄帝内经》曰:'七节之旁中有小心',此处两肾所寄,左边一肾,属阴水,右边一肾,属阳水,各开一寸五分,中间是命门所居之宫。"

杨上善首次将命门与肾间动气联系起来,认为命门之气是五脏六腑、十二经脉、性命之根,为后来的命门学说奠定了基础。孙一奎进一步发展了命门动气学说,提出命门是阴阳之根蒂,先之太极,是五行和脏腑形成的基础。他将命门视为生命活动的原动力,强调了其在生命形成和维持中的核心作用。张介宾则对命门的位置和功能进行了详细阐述,认为命门位于两肾之中,他将命门的作用归纳为生殖、化生和调控,强调了命门在人体生命活动中的重要性。虞抟提出两肾皆为命门,进一步强化了肾脏与命门的联系。赵献可认为命门为十二经之主,气血之根,生死之关。在形态上无形,在功能上是先身而生,发动生命,是一身之主宰,主持各脏腑的功能活动。自此,两肾间为命门的理论基本形成。

二、肾与命门的关系

肾主藏精,指出肾具有贮存、封藏精的生理功能。《素问·六节藏象论》说:"肾者,主蛰,封藏之本,精之处也。"《灵枢·决气》中说:"两神相搏,合而成形,常先身生,是为精。"肾所封藏之精主要为禀受于父母的先天之精,也包括来自后天脾胃所化生的水谷之精。命门为精血之海,是先天之本。肾与命门均为先天之本,在人体生命活动中具有重要作用。肾精是命门的物质基础,命门通过对肾的调节达到对机体全身的调节。

肾主生长发育和生殖,是肾精及其所化肾气的生理作用。命门位于两肾之中,是两精结合之所,为"受生之窍"。先天之精可称为元精或真精。肾气为肾精所化,与元气、真气的概念大致相同。正如孙一奎在《医旨绪余》中对于命门的论述,认为两肾间为命门元气。而此元气与肾精所化生之元气如出一辙,作用等同。

肾还具有推动和调控脏腑气化的作用,主要是通过肾精、肾气,及其分化的肾阴、肾阳来推动和调控脏腑气化过程。张景岳在《景岳全书》中说："命门有门户，为一身巩固之关……北门之主，总在乎肾，而肾之政令，则总在乎命门……盖命门为北辰之枢，司阴阳之柄，阴阳和则出入有常；阴阳病则启闭无序。"明确提出命门具备和肾大致一样的功能，从而替肾行使政令以发挥肾脏调控脏腑气化的功能。

肾主水，指肾气具有主司和调节全身水液代谢的功能。正如《素问·逆调论》所说："肾者水脏，主津液。"肾对于人体全身水液代谢的调控主要通过肾阳与肾气的温煦与气化作用实现。两肾间命门之火同样主持全身各脏腑组织器官的功能活动，是激发、温煦、推动各脏腑组织器官活动的动力，从而对全身水液代谢起到一定调节作用。

肾主纳气，是指肾气有摄纳肺所吸入的自然界清气，保持呼吸的深度，防止呼吸浅表的功能。肾气的摄纳作用实际依赖于肾藏精的功能，必然与作为"受生之所"的命门密切相关。命门功能失常，肾精产生则失常，肾气摄纳无权，则呼吸运动受影响。

三、从"命门"理论在眩晕治疗中的意义

戴起宗在《脉诀刊误》中提出"肝之余气溢于胆，聚而成精"，由此想到五脏皆有余气所发，并各有其聚集部位。继而推及肾之余气所发溢于命门，聚而成精。此处"余"并非指多余，而是指其精华，即物质中最纯粹的部分提炼出来的东西，汇集于命门，经命门之火的作用，激发、温煦、推动全身各脏腑组织器官的功能活动。精化气，气分阴阳，人体元阴元阳由肾产生，其精粹部分聚集于命门，在体表可表现为《针灸甲乙经》中记载的命门穴，经命门之火的温煦与转化，沿督脉循行上至头窍巅顶百会穴之处，而百会穴为三阳五会，百脉之宗，可通达阴阳脉络，对机体阴阳平衡起调节作用。百会穴位居人体最高处，又可借助天阳之水与到清阳共同发挥其对大脑的濡润与滋养作用。眩晕病位在脑窍，因脑窍清阳不升或清阳被扰而出现一系列眼前发黑、站立不稳、如坐舟船，伴恶心、呕吐

等临床症状。脑窍之清阳升降与命门有直接关系。因肾脏之阴阳气化通过命门产生动气并经命门温煦与转化沿督脉至巅顶百会穴，统领一身诸阳。命门气化环节出现问题必然导致清阳无法通过命门沿督脉至于脑窍百会，脑窍失于清阳之濡养，便会出现上述症状。王强主任基于此理论在临证眩晕类疾病时，注意顾护命门之火，通过对肾之余气所发命门的调理以治疗眩晕，在临床中取得了很好的疗效。

四、小结

肾与命门在人体整个生命活动中起着非常重要的作用，其理论也被广泛应用于临床诸多疾病的治疗，且取得了较为确切的疗效。中医对于眩晕的认识在不断革新，从肾与命门关系理论去认识探讨眩晕，不仅对于认识眩晕的发生机制具有指导意义，对于眩晕的临床治疗也提供了新的参考方向。近年来，肾与命门在治疗眩晕的临床实践也逐渐得到认可。王强主任在多年临床实践中总结出肾之余气所发为命门，并将此理论应用于临床眩晕的治疗，值得临床应用与推广。

第八节　基于"扶正固本，兼顾祛邪"理论治疗膀胱癌

一、膀胱癌的病因病机

王强主任认为，"阴阳"是万物发生发展的基本要素，癌症发生的根本原因是人体阴阳出现偏颇，正亏邪凑则发病，以阴阳亏虚为本，湿浊瘀血为标。《医宗必读》指出"积之成也，正气不足而后邪气踞之"，阳虚则阴盛，阴虚则阳亢，阴盛则寒，阳亢则热，故治疗也兼顾扶正祛邪之法。膀胱癌病在膀胱，属太阳膀胱腑证，根据患者素体阴阳偏颇情况，膀胱癌也向太阳寒化证和太阳热化证两个方向发展。

1. 太阳寒化证病因病机责之于"心阳不足，膀胱气化不利"

尿频、尿急、尿潴留为部分膀胱癌患者的主要临床表现，中医学将其归为"癃

闭"的范畴，如《类证治裁·闭癃遗溺篇》提道："闭者，小便不通……癃者，小便不利……"王强主任认为，小便不利为主要表现的膀胱癌以阳气亏虚为本，病机在于"膀胱气化不利"。膀胱以气化为本，气化依赖阳气充沛，对于素体阳虚的患者，若太阳膀胱经受邪未从表解，邪气循经入腑，则邪从寒化；膀胱气化不利，导致水液代谢障碍，湿浊停聚，蕴结膀胱，进一步发展为寒痰水湿等阴寒之邪胶着凝聚为有形实邪，发为癌肿。膀胱具有"泻而不藏""实而不满"的生理特点，同其他脏腑一起共司水谷精微的传导。脏腑协同作用实现人体水液的代谢，水液经过脾、肺的转输布散后下输膀胱，《灵枢·本输》认为"膀胱者，津液之府也"，明确指出了膀胱为贮藏津液之腑。但膀胱不仅是一个被动的贮藏津液的器官，《素问·灵兰秘典论》中将膀胱视为上推贤才，下传指令的"州都之官"，形象的指出它最重要的功能是气化津液。气化是指通过阳气的温煦、蒸腾、推动作用使水液正常代谢的过程，一方面将津液输布全身濡养脏腑，或化而为汗，另一方面将代谢后的浊液排出体外，在膀胱气化过程中最重要的是阳气的作用。传统理论认为膀胱中津液的气化主要依靠肾阳，王强主任深入研究古籍文献，结合多年的临床经验总结分析，认为膀胱气化不仅依赖肾阳，还有小肠火的温煦蒸腾作用，肾阳与小肠火的根本在于心阳。心阳在五脏中阳气最为旺盛，是人一身之阳的体现，《素问·六节藏象论》中记载"心者，生之本……为阳中之太阳"，张介宾也提出"天之大宝只此一丸红日，人之大宝只此一息真阳"。心居于上，就如人体中的太阳，普照万物，所以心为阳气的主宰。另外心为君主之官，内藏君火，肾内寄相火，君火统帅相火，是君臣关系，元阳虽然以肾为体，但无不在心的统帅下发挥作用。就经络而言，心与小肠脏腑互为表里，经脉相互络属，心阳通过经气汇聚于小肠的募穴——关元穴，关元穴位于脐中下三寸，膀胱正在关元穴前，汇聚于此的心之阳气能够温膀胱，助气化。所以心阳通过肾与小肠发挥作用，心阳为君，命门火为臣，小肠为使，共助膀胱气化。同时，小肠在心血濡养和心阳温煦下，发挥化物和泌别清浊的作用，将水谷精微中的清中之清上输于脾，经脾气散精，清中之浊下输膀胱，浊中之浊归于大肠。张介宾说："小肠居胃之下，受盛胃中水谷而分清浊，水液由此而渗于前，糟粕由此而归于后，脾气化而上升，小肠化而下降，故曰化物出焉。"正是形容小肠的泌别清浊功能。由此可见，心阳为本，肾之阳气在心阳的主宰作用下，蒸动膀胱之水实现气化，心之阳气通过表里经气的沟通，汇聚于小肠募穴关元，温膀胱助气化，肾、膀胱与小肠共主水液代谢，若心阳不足，则气化不利，水液不行，清浊不分，积而成聚。

2. 太阳热化证的病因病机责之于"水热互结，热伤阴络"

部分膀胱癌患者以频繁血尿、尿频、尿急、尿痛、排尿困难为主要临床表现，晚期表现为发热、形体消瘦、恶病质。王强主任将中医经典理论、现代医家研究与患者的症状及体征结合，认为这类患者应当归属为"尿血""血淋"的范畴。《景岳全书》中记载："血本阴精，不宜动也，而动则为病……盖动者多由于火，火盛则逼血妄行。"可见火热之邪在尿血发生过程中的重要作用。王强主任认为，这类以频繁血尿、小便赤涩疼痛为主要表现的太阳热化证膀胱癌，病机关键在于"水热互结，热伤阴络"。由于患者平素饮食不节、五志过及或房劳伤肾等导致内生火热之邪或阴虚生热，太阳膀胱经邪气入腑从热而化，膀胱位于下焦，有赖于气化调节水液代谢，若邪气循经入腑，影响膀胱气化，湿浊不排，瘀热毒邪蕴于膀胱，瘀血不去，新血不生，瘀热交搏，终成积聚。热不得散，湿不得泄，故见尿频、尿急；湿热伤络，血溢脉外，则为尿血；湿阻气机，日久生瘀，湿热瘀阻，可见排尿困难，甚则尿液潴留。若病变日久，进一步灼伤阴络，伤阴迫血，耗伤肝肾真阴，则见癌症后期的贫血、消瘦、持续低热不退、恶病质。

二、膀胱癌的辨证分型

根据膀胱癌病机的阴阳转化，结合临床经验及患者的症候特征，王强主任认为，太阳寒化证以阳虚为本，辨证分型主要为阳虚证；太阳热化证根据邪实与正虚的相对偏胜偏衰辨证分为实热证与虚热证。

1. 阳虚证

寒化而生的膀胱癌是一种阴实之邪，基于阴阳学说，它的形成可以概括为"阳化气，阴成形"，从有形的实体通过气化运动成为无形之气，这一过程属于阳，反之，无形之气通过聚集凝结成为有形物质的过程属于阴。明代医家张景岳在此基础上进一步指出"阳动而散，故化气，阴静而凝，故成形"。若阳虚气化无力，阴实不能被阳化气，则阴邪逐渐发展为积聚。张正标等通过临床观察1000例恶性肿瘤的中医证型分布，得出阳虚体质与肿瘤形成密切相关的结论。对于素体阳虚内寒者，外感寒邪不解，邪气由太阳膀胱经入腑，导致膀胱气化失职，水液代谢失常，而水湿蓄于膀胱必然会伤及阳气，阴冷潮湿的机体内环境为肿瘤成形提供机会。邪气由太阳膀胱经侵犯人体，若阳气充沛，膀胱气化功能正常，太阳膀胱经就能够卫外固表，祛寒于外，则寒邪不能深入膀胱腑；膀胱气化津液，水湿无法停聚，阴实难以化形，若阳气虚弱，在外卫外固护之力减弱，在内又失于温煦推动，故影响气血津液运行，脉络瘀阻，湿聚痰凝，不断积累，积聚成型。心阳不足，命门火衰，都会导致膀胱气化不利，水液代谢失常，水湿不化，蓄于膀胱。由此可见肿瘤的形成正是寒痰水湿等阴寒之邪凝聚为有形实邪的结果。

2. 实热证

热化证中以热邪相对偏胜，表现为尿血、色鲜红，赤涩疼痛明显，口苦心烦等。心主血脉，属火，心火炎，则血热。心与小肠互为表里，又有经脉相互络属，若患者心火亢盛，便会下移小肠，《小便血候》云："心主于血，与小肠合。若心家有热，结于小肠，故小便血也。"小肠与膀胱共主水液代谢，小肠发挥泌别清浊的作用将尿液下输膀胱，若小肠有热，伤及小肠血络，影响小肠泌别清浊功能，血流至膀胱排出体外则为尿血，故在清利膀胱蕴热的同时，还要兼顾小肠泌别清浊的功能，清泄小肠之火。《丹溪心法》记载"小肠有血则小便涩，小肠有热则小便痛，痛者为血淋，不痛者为尿血"，都为小肠有热则尿血提供理论依据。《素问·气厥论》云："胞移热于膀胱，则癃溺血。"所以，若患者体质素实，心火亢盛，心火下移小肠，热迫小肠血络，血渗膀胱则尿血，若热邪传至膀胱，影响膀胱气化，不仅会有尿血的症状，还会有尿频、排尿不畅、尿痛的表现。

3. 虚热证

热化证中以阴虚为主，表现为尿血、淋漓不净、五心烦热、腰膝酸软、脉细数等。肾与膀胱互为表里，若患者素体肾阴亏虚，虚火内炽，太阳膀胱邪气未从表解，加之医者过用寒凉之药或误用下法，邪气趁虚内陷，从热而化，灼伤肾之阴络，就会出现尿血；水热互结，膀胱气化不利，则小便不畅或者淋漓涩痛。《诸病源候论》就有这样的论述："劳伤而生客热，血得热而妄行，故因热而流散，渗于胞，而尿血也。"都说明劳伤肾阴，阴虚生热，伤及阴络，血渗膀胱会出现尿血；炼液生痰，痰阻气机，脉络阻滞，又易生瘀血；阳热之邪不断蒸灼瘀血、痰浊的水分，最终变成有形实邪。"阴静阳躁"，膀胱癌易由原发灶向四周侵袭扩散，且后期出现阴精极度耗竭的恶病质，也符合火热之邪横溢流窜及易伤阴精的特性。

三、膀胱癌的治则治法

基于膀胱癌的病因病机，王强主任在遣方用药时，以"扶正固本，兼顾祛邪"为基本原则，依据疾病阶段和临床症状，辨证论治，随症加减。

1. 温阳化气

针对寒化证膀胱癌"心阳不足，膀胱气化不利"的病机，王强主任以"温助心阳"为本，"恢复膀胱气化"为原则，在主方五苓散的基础上随症加减附子、生姜、炙甘草，取真武汤之意，以温阳化气。膀胱气化需要心阳充沛，小肠温暖，命门火充。明代医家张介宾道："阳动而散，故化气，阴静而凝，故成形。"阳气无形主动，阴气有形主静，阴阳之间维持动态平衡。一旦阳气失其温煦、推动的气化作用，"阴成形"就会以病理状态出现，只有"阳化气"的功能正常，人体生命活动才能协调统一。阳虚证膀胱癌患者常常出现畏寒肢冷、精神萎靡、食少便溏、小便不利的症状，正是阳虚无力气化的表现，需要以"温阳化气"之法消除阴翳，如同阳光消除久积之冰雪，使阴浊、寒湿无处停滞，似《医理真传》中论述："阳者阴之主也。阳气流通，阴气无滞……阳气不足，稍有阻滞，百病丛生。"

2. 清热养阴

针对热化证膀胱癌"水热互结，热伤阴络"的病机，王强主任治以"清热利水养阴"，在临床中始终坚持"顾护阴液"的原则，清热而不伤正，养阴而不敛邪。对于太阳热化证膀胱癌患者，一方面火热之邪是其发病的原因之一，热蕴膀胱，伤阴耗液，或虚火灼络，伤阴动血导致尿血；另一方面病程日久，正气虚损，邪热留恋脏腑，煎灼真阴，以致气阴两虚。所以在治疗时应兼顾"邪热"和"伤阴"的病机，做到清热养阴。选用猪苓汤为基础方，再根据病情的不同阶段随症加减用药。

3. 培补脾肾

王强主任在治疗膀胱癌尤其注重培补脾肾。肾为先天之本，脾胃乃后天之本，先天之本要靠后天之本的补养。一方面，膀胱癌患者病程日久，脾胃素虚，运化功能不及，若一味用附子、干姜等温补之品或熟地黄、阿胶等滋腻厚味，脾胃运化无力，则补而无功，故醒脾助运之法首当其冲；另一方面，膀胱癌属本虚标实，无论寒化、热化，都存在脾失运化、肾失开阖的病因，所以培补脾肾应该贯穿膀胱癌治疗始终。王强主任常以山药、白术、茯苓健脾益气，配伍炒谷芽、炒麦芽等消食和中之品，意在健脾、运脾、醒脾，脾气健运则自能生化精微，灌溉四傍。待脾运恢复，再以杜仲、牛膝补益肝肾，养阴之品补肾之真阴。

四、膀胱癌的辨证用药

1. 太阳寒化证：五苓散加减

王强主任指出，太阳寒化证膀胱癌的核心病机为"心阳不足，阳虚内寒，膀胱气化不利"，治疗时要温助心阳以治本，辅以温补肾阳，恢复膀胱气化贯穿治疗始终，故方用五苓散以"温阳化气"。五苓散首见于《伤寒论》，书中于第71条首次论述五苓散的核心病机，为五苓散病证的总纲领。太阳病发汗去邪，当微微发汗方能解表而不伤正，如医者如令其大汗出，就会伤及胃中津液而致口渴，燥热之气上扰心神则烦，此时多次少量饮温水，津液得生，胃气得和，口渴自愈。如果饮不解渴，伴脉浮、小便不利的表现，水液运行失常，上不能敷布润泽，下不能代谢为溺，方用五苓散。膀胱气化以心阳为本，方中桂枝在内能够宣通心阳，蒸化三焦以助膀胱气化，使湿浊之邪从小便而去；同时其性辛散，入肺经与膀胱经，在外能驱逐膀胱经寒邪，发汗行水，使水湿之邪从表而解；茯苓淡渗利湿，通调水道，下输膀胱。茯苓合白术燥湿健脾，培土制水，中焦脾气得运又可增强其转输津液的能力；泽泻入膀胱经，能够逐膀胱水停，分利下焦湿热，助二苓淡渗利湿。纵观全方温通心阳、助阳化气、健脾利水，为治疗太阳寒化膀胱癌之基础方。因阴实已成形，故合用真武汤增强温阳之力。方中附子上温心阳，下助肾阳；生姜温散水气；炙甘草助附子温心阳，同时解附子之毒，延缓药性，调和诸药。全方配伍温阳化气，为膀胱气化提供源源不断的动力。若脾阳虚衰，则合理中丸温暖脾土；若兼膀胱虚冷，少腹冷痛，可合乌药温肾散寒，行气止痛。

2. 太阳热化证：猪苓汤加减

太阳热化证膀胱癌多见血尿，究其病因为"水热互结，热伤阴络"，无论虚实都存在"伤阴动血"的病机，故以猪苓汤为基础方养阴清热利水。猪苓汤见于《伤寒论》第 223 条"若脉浮发热，渴欲饮水，小便不利者，猪苓汤主之"。猪苓汤中包络猪苓、茯苓、泽泻、滑石、阿胶，为治疗少阴阴虚，水热互结证之方；病机为邪热未除，津液受伤，水气不利，与太阳热化证膀胱癌病机相符合。猪苓淡渗利湿，阿胶养阴润燥兼能止血补血，与滑石配伍利窍渗热又不伤阴津，茯苓运脾化湿，泽泻清热利湿。全方滋阴而不恋邪，利水湿而不伤阴，共奏清热、利水、止血、养阴之功，为治疗太阳热化膀胱癌之基础方。热化证根本病机"热伤阴络"，但存在正虚与邪实的相对偏胜，王强主任在临床中灵活审查，辨证用药。对于实热证膀胱湿热甚者，常合用八正散加减以清热泻火，利水通淋，除膀胱湿热，滑利尿道；若血淋热结者，则合小蓟饮子加减凉血止血，若尿中夹有血块，则加桃仁、牡丹皮活血逐瘀。对于虚热证，以肾阴不足为主，合六味地黄丸滋补肾阴，《张氏医通》中就提及以六味地黄丸合牛膝壮水制火，"……溺血之由，无不本诸热者。多欲之人，肾阴亏损，下焦结热，血随溺出，脉必洪数无力。治当壮水以制阳光，六味加生牛膝"。

五、小结

王强主任将膀胱癌分为太阳寒化证与太阳热化证，分别对应"温阳化气"和"清热利水养阴"的治疗原则。通过五苓散、猪苓汤等经典方剂的运用，以及对培补脾肾的重视，不仅可以改善患者的症状，还能提升患者的整体健康状态。这种治疗理念不仅展示了中医在膀胱癌诊疗中的独特优势，也为现代医学提供了宝贵视角。

第九节　基于"通降阳明"理论论治胃癌

一、阳明不降是胃癌的核心病机

胃癌病位在胃，胃为阳明，属土，又归属六腑，其性本通降。中医理论中存在"胃以降为和"以及"腑以通为用"的论述。阳明胃土的生理功能为受纳和腐熟水谷。"通降"是阳明胃土的生理特性，生理功能是在生理特性正常的基础上发挥作用。阳明通降，胃土才能正常发挥受纳腐熟的功能，气血方能化生，浊阴方能排泄，气机方能升降协调。若阳明失于通降，一方面导致胃土受纳腐熟功能失常，不能化生气血、津液等精微物质以滋养胃土，胃土失于濡养，则会进一步破坏阳明的通降特性及化生气血的机能。另一方面则会导致体内浊阴排泄不畅，胃肠通则气血活，胃肠下行通路受阻，导致胃肠气机郁滞，久之便会形成气滞、痰湿、瘀血、食积等一系列病理因素，这些被认为是胃癌形成和发展的主要病理因素。同时这些病理因素也会进一步阻碍阳明通降，阳明不降，日久生变，便发为胃癌。因此，阳明通降特性的失常与胃癌的发生密切相关。王强主任认为胃癌形成是由于胃腑出现了适合其生长的"土壤"，是由气滞、血瘀、痰湿等病理因素杂合而成，即现代医学所谓的适合肿瘤生存的微环境，而阳明不降是"土壤"形成的根本因素。

阳明不降，体内气机升降受阻，气行不畅，则会表现出气滞、气郁等病理状态；阳明不降，妨碍气血化生，气血不足，加之气行不畅，无力行血，血运不畅，久之形成血瘀，血瘀亦会进一步加重气虚，二者互为因果。"饮入于胃，游溢精气"，胃土本当正常化生精气，阳明不降，精气游溢异常，气血化生不入正途，反化生痰饮、痰湿、瘀血等病理产物。这些病理产物蓄积于胃土，共同形成"土壤"，胃癌在"土壤"中孕育而生。胃的生理特性以"通降"为特点，违背了胃的生理特性，就是胃癌形成的前提，如单向行走的车道，车流本向一个方向行驶，因为受到某些因素的影响，导致车辆不能正常行驶（阳明土壅）或者逆行（阳明气逆）就会引发道路堵塞（"土壤"），进而发生车祸，这便是胃癌形成的原因。无论是受何种因素的影响，本质上是因为破坏了胃"通降"的生理特性，阳明当降不降。阳明不降体现在阳明土壅、阳明气逆两个方面。前者临床多出现纳呆脘痞、疼痛便秘等症，后者以恶心、呕吐、反胃等症为主。

二、从五脏论述阳明不降

1. 从肝论阳明不降

肝主疏泄，胃主腐熟，肝木对胃土腐熟机能有促进作用，对此《血证论》中有相关的描述，即"食气入胃，全赖肝木疏泄"。肝能调气机，凭借疏泄功能来保证人体脏腑气机通畅，而阳明又主气机通降，因此，肝木可以直接影响阳明气机之通降。肝木横克胃土，临床上容易出现呕逆、痞满、便秘等症状。肝具有调畅情志的功能，情志变化是导致胃癌的主要成因，王强主任认为肝木对于阳明胃土的影响主要体现在肝气郁结这一病理状态，这也是胃癌患者最常见的状态。肝生性调达，情志变化影响其性，阻碍肝的疏泄功能，气机郁滞，疏泄不及或太过都能导致肝木横逆克阳明胃土，致使阳明不降。与肝最为紧密的是胆，故胆有肝之余气的说法。胆为少阳，少阳主枢，通利三焦；三焦为水之通道，而阳明又通降水谷。若三焦瘀堵，导致水道不通，进而引起水谷通道闭，导致阳明不降。

2. 从心论阳明不降

"足阳明经上通于心"，说明了阳明胃与少阴心之间在经络上联系密切。少阴心为火，阳明胃为土，叶天士认为没有心火则不能化生阳明胃土。阳明胃土为心之子，以离火为母。阳明胃土与少阴心火相互滋生、依存。胃土受纳腐熟水谷，需要心火的温煦，胃土化生元气，元气能资助心火，使心火盛旺。故心火不足或者过亢都会影响到阳明胃土的生理功能，进而影响到阳明通降的生理特性。王强主任认为心对于阳明通降的影响主要在情志方面，人体的情志活动由心神所发露，所以情志内伤最先伤及的便是心神，进而紊乱相应脏腑气机。母病及子是脏腑致病的特点之一，故心神很容易便影响阳明胃土气机，导致气机通降失常。

3. 从脾论阳明不降

阳明胃土化生精气，脾为阳明胃土散水谷精微。水谷精微虽由胃所化，精微若想濡养胃，依赖的是脾的散精功能；若脾不散精，则胃失于濡养，导致阳明受纳腐熟功能受损，进而便会影响阳明之通降。脾气主升，胃气主通降，脾胃气机升降相因，相辅相成。若脾气不升，则会导致阳明不降。"阳明燥土，得阴自安"，阳明胃土主通降而喜润恶燥。脾胃在生理上燥湿相济，胃燥则阳明失于通降，脾阴使胃不过燥，从而保证阳明通降如常。忧思伤脾，脾伤气结，气机郁滞，脾气不升，进而阳明不降。王强主任认为，脾胃虽分属表里，实则本为一体，同为后天，在生理上互相促进，脾能通胃、护胃、荣胃。因此，在病理上脾病很容易便影响到阳明的生理，进而影响到阳明的通降。

4. 从肺论阳明不降

肺主肃降，阳明胃土主通降，二者在气机上均表现出"降"的特点，肺有主气之枢的说法，阳明胃土亦有气机枢纽的论述，故肺胃在生理上共调气机。肺喜凉润，胃喜柔润，肺因其肃降特性能输布凉润之气润泽胃土，保证胃土不燥。可以看出，肃降能影响通降特性。肺为金，胃为土，肺金为胃土之子，子病及母是脏腑致病特点之一。若肺中热盛波及胃土，形成肺胃热盛，可导致阳明失于通降。此外，大肠也属于阳明，具有传导的功能，其功能同样也受肺肃降的影响，正如《医经精义》中所说的"肺气下降，故能传导"。大肠的传导功能也是阳明通降特性的体现，故肺气降则阳明通降。肝木克胃土，而肺金又克肝木，故肺能调理肝郁，从而阻止肝郁克胃土，辅助阳明通降。肺化生为悲忧，长期的悲忧情绪会导致肺脏受损，进而影响宣降功能，从而影响阳明不降。现代研究发现吸烟也是胃癌的致病因素。从中医角度来解释，正是因为吸烟损伤了肺的肃降功能，进而影响到的阳明通降的特性。肺为娇脏，最易受外邪侵袭，风寒湿热等均可破坏肺正常的宣降功能，进而影响到阳明之通降。

5. 从肾论阳明不降

阳明胃土将水谷化成精微，若无肾阳温煦，肾主纳气，则精微不化，也不能下达。王冰提出，肾气化生对阳明通降有着直接的影响，若肾气不化则胃腑满。《四明心法》对肾为胃关也有新的见解，认为关门不利则升降息，肾为阳明通降的关门。肾为水，中含相火，肾水不足则相火妄动；肾水不足则不能生肝木，导致肝木郁滞，风火内动传阳明，引起通降失常。王强主任认为肾、胃为人之先后天，本就联系密切，无论是从肾阳、肾阴、肾气，还是从肾的生理、病理，或直接影响阳明胃土，或是通过作用于其他脏腑间接影响阳明，均能对阳明通降之特性产生影响。与肾联系紧密的是心，从脏腑论，心、肾可致阳明不降，心肾之间在于交合，故无论心病还是肾病，均易导致心肾不交。肾为水，心为火，"土生于火而火死于水"，水克火而后火方能生土。土燥是由于火盛，土湿是由于水盛，水火的盛亏影响土的生理。心肾不交则水火不济，水火异常则阳明胃土生理异常，久之通降特性受累，故临床上最常见的是心肾同致阳明不降。

综上，可以发现，五脏均能直接或间接对阳明气机通降产生影响，而情志因素是直接影响五脏，进而影响阳明通降的共同点，这也是王强主任认为情志变化是胃癌形成的主要成因。

三、以通降阳明为治疗大法

王强主任认为，胃癌是由于阳明主通降的生理特性失常，胃土长期处于阳明不降的病理状态，产生的病理产物是胃癌形成的"土壤"，由于五脏相生相克，流转始终，脏腑生理功能异常亦会导致阳明不降。王强主任从阳明通降认识本病，认为本病由本脏病导致的阳明不降以及他脏病导致的阳明不降，以阳明不降为核心。基于上述五脏论阳明不降，根据临床表现将胃癌的证型分为肝胆失和，阳明不降证；肺失肃降，阳明不降证；脾胃虚弱，阳明不降证；心肾不交，阳明不降证四个证型。基于不同的证型采取不同的治则。对于通降阳明，王强主任选用的是半夏泻心汤，此方有补虚损、温清阳的党参、炙甘草、大枣；有辛开、散痞结、温虚寒的半夏、干姜；亦含有苦降、清热、泄阴、泻满的黄芩、黄连。诸药配伍核心功能体现在辛开苦降，平调寒温，调和阴阳；也能调和脾胃，恢复水饮上下输布枢机，恢复气机升降，使阳明之气顺利下行。

1. 肝胆失和，阳明不降证：治以疏利肝胆，通降阳明

少阳胆为枢，阳明胃为阖，肝亦有阳气枢纽之说。故肝胆能助阳明主阖的功能，肝胆为甲乙木，天性喜条达，木之疏泄促进土之运化，肝胆疏泄如常，胃土才能保证顺利通降。胆火喜降，入肾水中，以温胃土。木郁则肝不升，胆不降，胃土不温，阳明通降能力受损。三焦为水之通道，而阳明通降水饮，若三焦堵，阳明通降水饮道路闭塞，便会妨碍阳明通降。针对肝、胆、三焦对阳明的影响，王强主任多用北柴胡、炒白芍、桂枝。桂枝入肝，调肝经、畅肝气、生肝木；白芍入胆，能敛相火，降胆木。二药合用，升肝降胆，木气调和，土运如常，升降自复。同时二药也能入肺，益肺金，使金降克制木郁。柴胡与半夏、黄芩是组成小柴胡汤的主药，能促进三焦气化，使通路如常，阳明通降方能如常。木郁不畅横克胃土，发为胃痛，白芍、炙甘草两药配伍能解肝胆木郁，缓解患者疼痛症状。故王强主任用北柴胡、炒白芍、桂枝来疏利肝胆，通畅三焦，散郁邪以防克胃土，用半夏泻心汤以助阳明通降，阳明通降后，又能促进疏利肝胆。

2. 肺失肃降，阳明不降证：治以肃降肺气，通降阳明

《医门法律》中有言肺气清肃，周身气顺畅，亦有言肺气郁滞，周身气逆上，说明肺气的肃降能保证人体气机通降，一旦肺气郁滞，人体本身具有"降"特性的气便会逆上。王孟英也认为，肺气一旦受损，失去治节能力，全身气机，便会失去顺降之性；而阳明主人体气机通降，故肺气郁滞对阳明影响较大，能使之不降。肺为上焦，阳明胃为中焦，肺气不肃降，则上焦气郁，导致中焦郁滞，阳明不降。若使上焦通，津液方能下，阳明胃土因之通降。故肃降肺气，有利于阳明通降。针对肺金肃降，王强主任多用山药、麦冬、杏仁。山药入肺，能滋肺阴，使肺气敛；能入脾胃，健脾养胃，辅助升降；能入肾滋肾水，使金水相生，反哺中焦，中土旺则阳明降。麦冬，能润肺燥，与半夏、党参、炙甘草配伍，可以体现出麦门冬汤之意，彭子益认为这是治疗肺气不降法。此三药能滋肺阴、敛肺气、泻肺逆，从而起到肃降肺金的作用，辅助半夏泻心汤以通降阳明。临床上还可见肺气亏虚的患者，王强主任多用党参、黄芪、五味子补益肺气；对于燥热明显的患者，肺胃津液已大伤，王强主任喜用党参、麦冬、五味子益气生津除燥热，以改善患者口干少津、气短的症状。

3. 脾胃虚弱，阳明不降证：治以强健脾胃，通降阳明

脾胃虚弱，化生不足，不游溢精气，易产生痰、湿等病理产物，进而影响阳明通降。脾升胃降是脾胃气机的正常状态，若脾胃虚弱，中气不足，则升降失常，气机郁滞，阳明不降。脾胃强健，则化生充足，调和中气，使气机升降如常，以通降阳明。对于脾胃功能的强健，王强主任多用砂仁、茯苓、党参、干姜、白术、陈皮、炒谷芽、炒麦芽。白术与党参、干姜合用有理中汤之意；砂仁、茯苓与党参、白术合用有香砂六君子汤之意，能够增强脾胃之气，脾胃气旺，气机升降如常，有研究显示此汤具备抗瘤之效。王强主任喜用补中益气汤来辅助理中汤补益中气，加速脾胃功能的恢复，此汤又具有平衡人体内环境的功能。炒谷芽、炒麦芽多作为对药来增强脾胃纳运功能，强健脾胃，脾胃健则升降如常。

4. 心肾不交，阳明不降证：治以交通心肾，通降阳明

心肾交，水火济，水火是阳明胃土化生的动力，胃土化生中气，中气充足，才能保证气机升降有足够的动力。故心肾交有助于胃土之化生，促进阳明之通降。水火和土的联系主要体现在火土合化，土发挥功能需要心火的化生以及命门火的温煦；以及水土合德，土运化需要水的参与，水是活水，是藏着坎中阳的水。无论是合化还是合德，依赖的是心肾交，故王强主任多用黄连、熟地黄、酒萸肉、肉桂来清心热，降心火，滋肾水，敛上浮之虚火重归于肾水中，形成活水。心火降，肾水足，相火归元，心肾相交，火土才能合化，水土方能合德，脾胃才能化生，阳明方能通降。心火旺肾水亏是此证常见的病理状态，王强主任发现临床上有部分患者君火过亢，上焦呈现火盛之象，此时常变半夏泻心汤为大黄黄连泻心汤，配伍栀子豉汤来清心火，防止火热之邪来耗伤人体阴液，若患者兼有虚象，则酌情加入阿胶、白芍来滋阴降火。

四、小结

阳明一指阳明经，即手足阳明经脉；二指阳明腑，即胃与大肠；三指阳明燥金之气，也是"阳明所至为燥生"之意。阳明虽有本义、狭义、广义的区别，但在功能上却有共同点，如本义是阖降人体阳气，狭义是阖降胃肠气机，广义是阖降人体右路气机。无论是从阳明本义，还是狭义阳明，或是广义阳明，可以发现阳明主要的生理特性是关于气机的通降。王强主任认为，临床上凡是能够恢复阳明主通降之生理特性的方法均属于通降阳明。胃癌的形成、进展与阳明的生理特性，生理功能异常相关，生理特性是保证生理功能运行的前提，通降阳明不只是通腑降浊，更重要的是恢复阳明主通降的生理特性，是胃癌的治疗大法。

第十节　应用麻黄附子细辛汤治疗阳虚痰凝型肺癌

王强主任在临证治疗阳虚痰凝型肺癌时，常以麻黄附子细辛汤为主方，并合用六君子汤（党参、白术、茯苓、甘草、陈皮、半夏）。王强主任认为本型肺癌既有阳虚的一面也有气虚的一面，虽然病位在肺，却与脾肾关系密切，阳虚主要责之于肾，气虚主要责之于脾。从五行相生相克理论来说，脾属土，肺属金，为母子关系，脾气虚则运化失常，水液代谢失调，湿聚以成痰，上输于肺（脾为生痰之源，肺为储痰之器），脾虚日久，母病及子，肺气亦虚；肺气虚则津液布散失常（肺主治节，为水之上源），水液聚集成痰，与脾生之痰胶结在一起而发本病。故用六君子汤治疗以补益肺脾之气，化痰降浊，使脾气健运，肺气宣发肃降正常，水液运行通畅，则痰浊便无以化生。方中以党参为君，补益肺脾之气；以白术为臣既可助党参补脾益气，又可燥湿化痰。佐以茯苓利水渗湿，与白术同用以增强健脾之功，又予痰湿之邪以去路。半夏，燥湿化痰之效甚著，配以陈皮以增强其化痰之功，又因痰湿内生，则气机不畅，陈皮又可行气导滞，充分体现了痰气并治，最后伍甘草以补中益气，调和诸药。

王强主任常用的药物有麻黄、制附片、细辛、黄芪、党参、白术、茯苓、半夏、甘草、陈皮、桂枝、杏仁、谷芽、麦芽、白芥子、五味子、白芍、麦冬、莱菔子、当归、紫苏子、大黄、山茱萸、大枣、生姜等。现将上述部分药物进行讨论如下。

麻黄：共分为3个属，即木贼麻黄、草麻黄、中麻黄，入药部位为草质茎部分，有关本药的记载最早可见于《神农本草经》，书中称其"除寒热，破癥坚积聚"。麻黄具有解表散寒、利水消肿、宣肺平喘的功效，临床上常用于风寒感冒、风水浮肿、喘证等。王强主任认为，麻黄其性辛散，针对阳虚痰凝型肺癌患者，麻黄在解表散寒，宣肺平喘之余，利用其辛散之性可发挥"温通"的作用。

制附片（附子）：附子为毛茛科植物乌头的子根加工品，具有补火助阳、回阳救逆、散寒止痛等功效，临床上常用于亡阳虚脱、寒湿痹痛、虚寒吐泻等。附子是王强主任临床上治疗肿瘤的一味极其重要的中药。关于附子的记载最早见于《神农本草经》，书中记载其"主破癥坚积聚，血瘕，寒湿……"；张介宾在《景岳全书》中指出附子可祛除在表或在里之陈寒痼冷，以及寒邪湿气，阴疽痈毒，还可暖五脏，温中回阳，止心腹疼。可见，古人很早就认识到附子不仅可补火助阳、回阳救逆、驱风寒湿，还可散寒痰凝滞之邪。王强主任应用附子治疗本病，一取其温中散寒，补火助阳之性，以补脾肾之阳气，使脾肾恢复正常的生理功能，再者取其大辛大热之性，使结聚积冷得散。

细辛：为马兜铃科细辛属植物汉城细辛、华细辛或北细辛的干燥根和根茎，临床上应用较多的为北细辛。有关细辛的相关文献记载最早见于《神农本草经》，现药典将其归于解表药范畴，具有解表散寒、祛风止痛、温肺化饮、通窍等作用。细辛可联系表里，外助麻黄解表散寒、温肺化饮，内协附子补火助阳。

黄芪：为豆科多年生草本植物膜荚黄芪或蒙古黄芪干燥的根，有关黄芪的相关记载最早可见于《神农本草经》。黄芪味辛，性微温，归肺、脾经，具有健中补脾、益卫固表、升阳举陷、托毒生肌等功效。《本草纲目》谓其为"补者之长"，王强主任临证时，常大剂量应用生黄芪补益肺脾之气，剂量通常在 30～60g。

党参：为桔梗科植物党参、素花党参或川党参等的干燥根，味甘，性平，微酸，具有健脾益肺，补中益气的功效。《本草正义》记载："党参力能补脾养胃，润肺生津，膊运中气，本与人参不甚相远。"书中还说党参最难能可贵的就是，它健运脾胃而不过于燥，滋养胃阴而不助湿，润肺生津而无寒凉之性，养血之余不会滋腻碍胃，鼓舞中气，升发清阳的同时无刚燥伤及阴液的弊端。

白术：为菊科苍术属多年生草本植物的结节状根状茎，味苦、甘，性温，归脾、胃经，具有健脾益气、利水燥湿、止汗，安胎的功效。白术素来有"脾脏补气健脾第一要药"之说。

茯苓：为多孔菌科真菌茯苓的干燥菌核，味甘、淡，性平，归心、肺、脾、肾经，具有利水渗湿、健脾益胃、宁心安神的功效。目前主要用于治疗水肿、脾虚泄泻、脾虚湿盛、小便不利等病证。

半夏：为天南星科植物半夏的干燥块茎，味辛，性温，有小毒，归肺、脾、胃经，具有燥湿化痰、降逆止呕、消痞散结的功效。半夏乃化痰散结，温化寒痰水饮之要药。《药性论》载其可化痰除涎，散胸中痰满，畅达气机，健脾，开胃止呕，敛降肺气；咳嗽痰结，气虚而有痰气者，可加而用之。对于痈肿日久不消者，可用鲜半夏外用涂抹。王强主任临证治疗时，常常将制附片和半夏联合使用，收到了不错的疗效。附子和半夏都具有一定毒性，尤其是附子，如果煎煮使用不当时，其毒性可对人造成一定伤害甚至是危及生命，《神农本草经》载两药归属于十八反，即"半蒌贝蔹及攻乌"。虽然如此，但是纵观整个医药史，不乏医家将两药相须为用，有学者统计，《普济方》以及《全国中药成药处方集》这两书中，共有411首方剂含有十八反中的药物组合，其中163首方剂是半夏与附子相配伍。著名的中医大家李可老前辈，以擅用附子而闻名，其所创立的破格救心汤中重用附子，量最多时达500g，屡起沉疴。在必要时也常用到附子与半夏的组合，认为二者配伍使用后起到"相反相激相荡相成"之功，并因此创立了五生饮治疗各类恶性肿瘤，方中主要以生半夏、生南星与生附子、生川乌配伍使用，临床中取得了不错的疗效。王强主任在治疗阳虚痰凝型肺癌时，认为附子属大辛大热之品，可通行十二经脉，破阴结而通阳气；半夏辛温，化痰散结之力峻，二药相须为用，势大力猛，最终可将寒痰凝滞之邪除去。王强主任强调临证用药时必须胆大心细，找准疾病的病因病机，一旦确定后就不必迟疑，有是证用是药。考虑到两药都有毒性，现在的临床用药虽然都经过减毒炮制，在使用时还需注意，尤其在药物的煎煮时，王强主任每次都嘱咐患者附子必须先煎2小时，待口尝没有麻木感后方可与群药同煎。

甘草：为豆科植物甘草、胀果甘草或光果甘草的干燥根和根茎，味甘，性平，归心、肺、脾、胃经，具有益气补中、缓急止痛、调和诸药等作用。《本草新编》说甘草既可升提又可敛降，为阳中之阳。《本草汇言》谓其可治各种内伤虚损疾病，尤以补脾益气见长。

陈皮：为芸香科植物橘及其栽培变种的干燥成熟果皮，味辛苦，性温，归肺、脾、胃经，具有燥湿化痰、行气调中、健脾的功效。《日用本草》描述陈皮既能散能泻又能温能补，可消除滞气，化痰除涎；因其温能行气、辛能发散、苦而泄水。王强主任认为，陈皮既可燥湿化痰，散胸中之痰结，又可行胸中之滞气，还兼能健脾，是一味不可多得的良药。

桂枝：为樟科植物肉桂的干燥嫩枝，味辛、甘，性温，归肺、心、膀胱经，具有能发汗解肌、温通经脉、助阳化气、平冲降逆的功效。王强主任方中运用桂枝一为协助麻黄、附子、细辛以增强温通之力，二是与茯苓、白术、甘草相配伍组成苓桂术甘汤，以温阳利水化痰，即"病痰饮者，当以温药和之"。王强主任临证时强调"化生"的思想，正常人体有自行化生气血津液的能力，当人气血津液亏虚时应注重的是"化"的过程；当这一过程恢复其常态，气血津液自然得以补充，而不是去盲目使用各种补益药，即遵循"辛甘化阳，酸甘化阴"的准则，以桂枝、甘草、生姜、大枣辛甘化阳，以白芍、甘草、大枣酸甘化阴。

杏仁：为蔷薇科落叶乔木植物杏或山杏的种子，味苦，性温，有毒，归肺、大肠经，具有祛痰止咳、平喘、润肠的作用。在方中主要与麻黄相配伍使用，麻黄辛温发散，擅于宣发肺气而平喘，杏仁长于敛降肺气而平喘，两药一宣一降，一刚一柔，使止咳平喘之力增强。

王强主任治疗肺系病证的常用药物还有谷芽、麦芽、白芥子、五味子、莱菔子、紫苏子、大黄等。白芥子、莱菔子、紫苏子组成三子养亲汤，具有降气化痰、行气消食导滞之功，症见咳喘上气，痰多胸闷，纳呆，饮食不消，舌苔白腻，脉滑。其中白芥子味辛，性温，归肺、胃经，可温化寒痰、攻逐水饮、畅达气机、通经络而止痛。莱菔子，味辛、甘，性平，归肺、脾、胃经，起到消食导滞、行气除胀之功。王强主任认为"脾为生痰之源"是指脾气虚弱无力将饮食水谷全部转化为水谷精微而酿生痰浊，换句话说，饮食水谷是痰化生之源头，是物质基础，所以在补脾益气的时候还要辅以消化饮食而绝痰生之源。故王强主任治疗痰浊之证时会伍以谷芽、麦芽等消食导滞之药以助脾消痰。紫苏子，味辛，性温，归肺、大肠经，主要起到降气化痰平喘的作用，三药合用可使痰气自消，咳喘得平，食积得化。王强主任尤为重视气机的正常运行，常通过调整气的升降出入，使其条达，而达到一种和平的状态。肺与大肠相表里，大肠属腑，腑气以通为顺，故王强主任常用大黄以通行腑气，他认为腑无补法，泻即是补。临床研究表明，部分阳虚痰凝型肺癌患者在有咳喘、胸闷等肺部症状的同时还有大便黏腻不爽、腹胀等腑气不通的症状，当少量佐以大黄泻下通腑后，咳喘、短气、胸闷等症状较前减轻，且自觉倦怠乏力症状也有不同程度的改善。

综上，本型肺癌既有阳虚的一面也有气虚的一面，虽然病位在肺，却与脾肾关系密切，故治疗该型肺癌用麻黄附子细辛汤加减，肺脾肾同治，从而达到更好的疗效。

第十一节　基于"气机升降出入"理论论治痞满

痞满，中医又称"痞""心下痞""否满"。在《黄帝内经》《伤寒论》中均可见对于本病的记载。痞满表现为心下痞塞，胀满不舒，触之无形，按之柔软，压之无痛。对于痞满的中医辨证治疗中，多从虚实寒热、三焦、脏腑等角度辨治，但溯其根本，都与"气"相关。气机升降失司，则生痰、湿、热与气交阻，痞塞不通而致痞满。

一、中医对痞满的辨治

1. 从虚实辨治痞满

从虚实出发辨治痞满，认为痞满以虚为主，并见虚实夹杂之证。脾阳虚则运化能力失司，水湿不得运，与寒相搏，寒湿阻滞中焦，升降失常，而见痞满。胃阴虚则胃气上逆，与痰相结，阻于膈下，而见痞满。痞满一病，虽多见虚实夹杂之证，多因脾胃虚弱，升降失职，中焦斡旋失司所致。

2. 从寒热辨治痞满

从寒热出发辨治痞满，认为痞满以寒证为主，"土寒则气化无权，故多痞满……"然而临床痞满多表现出热象。实际上是因为脾土寒则气机凝结，水湿停滞于中焦，郁久则炼结为痰，痰湿阻滞，病邪日久而化热。痞满以虚为主，"阳虚则生内寒"，病邪积聚化为邪热，故寒热并见，表现出上热下寒、寒热错杂等证。

3. 从三焦辨治痞满

三焦概念由来已久，《中藏经》中认为三焦为无形之脏器，"总领五脏六腑、荣卫、经络、内外左右上下之气也"。《灵枢·营卫生会》中将上、中、下三焦以空间部位划分，言"上焦出自胃上口，并咽以上，贯膈而布心中""中焦并胃中，出上焦以后""下焦者别回肠，注于膀胱，而渗入焉"。后诸家对于三焦划分相差无几，现代医家将其膈以上心、肺为上焦，脐以下膀胱、肾与肠为下焦，中焦为脾胃。上焦输布精微，下焦传导糟粕，皆依赖于中焦脾胃水谷生化为主。《温病条辨》中对于中焦气机总结为"中焦如衡，非平不安。"从三焦出发论治痞满，认为痞满以中焦为主，与上下二焦密切相关。痞满病位在心下，属膈以下为中焦，结合疾病病位，治疗痞满应当重视中焦脾胃气机斡旋。中焦对人体气机、阴阳、气血、水火升降的调节和控制作用称为中焦斡旋作用。斡旋中焦即使脾气升胃气降，气机平衡，清阳升而浊阴降，营卫和合，病邪则不得入。

4. 从脏腑辨治痞满

从脏腑出发辨治痞满，其病位为心下，以脾胃为主。脾升胃降清浊可分，阴阳乃合，又因五脏相生相克，肝、心、肺、肾皆可影响土气。肝主疏泄，调畅气机以助脾土运化，然肝病及脾，肝木壅盛则克脾土，气机逆乱，升降失司。心为脾之母，心伤则血脉失养，心火不得温煦脾胃，寒湿阻滞，痞塞不通。肺主一身之气，调节全身气机，"肺藏于右"，主肃降，敛肺气则降胃气。胃气降则脾气升，脾胃中焦得以斡旋。肾为先天之本，主元阳，肾阳温煦中焦脾胃以运化水湿。肾阳不足，则气化功能失司，脾土不得温煦，寒湿凝结成痰，邪阻中焦，痞塞不通。

二、从气机升降出入论治痞满

痞满病性为无形，本质为虚证，与"气"相关。《黄帝内经》中"痞"与"满"

分论,"痞"为不通,"满"为盈满充实。作为独立的证型,二者皆可与它病并称,但"痞"与"满"联系最为密切,表现为气机不通,聚积胀满。《伤寒论》以"心下痞"论"痞满",曰:"病发于阴,而反下之。"痞满由阴伏阳蓄,失治误治,气与血不运而成。《诸病源候论》中亦记载:"诸痞者,荣卫不和,阴阳隔绝,脏腑痞塞而不宣通,故谓之痞。"在此病因病机定义下将痞满的主要症状表现总结为"腹内气结胀满,闭塞不通"。故论治"痞满"以调节气机为本,升降出入运化如常,则气机通泰,阴阳和合。

调节"气",使其周流全身,可以从各个角度和部位进行调节,宗气、元气、营气、卫气皆可。痞满疾病本质为虚,其难治、易发的特性决定治疗该疾病应当从整体气血入手,结合痞满发病位置多为"心下",王强主任在治疗痞满时,注重使用可调节宗气布散的药物。

痞满作为中医常见病,有难根治、易复发的特性,且易受饮食、情志等因素影响。王强主任认为治疗痞满应注重调整整体,即"捍卫冲和不息之谓气,扰乱妄动变常之谓火,当其和平之时,外蕴其表,复行于里,周流一身,循环无端,出入升降,继而有常"。

三、王强主任治疗痞满辨证分型及用药加减

王强主任认为治疗痞满应以《伤寒论》中五大泻心汤为本。五大泻心汤为治疗痞病之本,分为五大辨证分型:痰气交阻证、水饮停滞证、脾胃虚弱证、热壅心下证、卫阳不固证。王强主任基于"一气周流"的理论加减用药,以避仲景方药之偏颇,扬其药物升降出入之优势。

1. 痰气交阻证:半夏泻心汤

基本方:半夏、黄芩、黄连 + 麸炒枳实、姜厚朴

肺气不降,脾气运化功能不足,气机升降失司,水湿停聚,胃气不降,胃火炼液成痰,痰阻心下,气机不通。方用半夏泻心汤,注重于辛开苦散以宣散痞结,方中用半夏为君药,半夏善消心腹胸膈痰热满结,开胸行气;干姜辛散走气;黄

芩、黄连"苦先入心，以苦泻之"；人参、大枣、甘草三药以补益胃气。但半夏只能治痰之标，却不能治痰之本。脾为生痰之源，仲景原方中半夏之力虽有开胃醒脾的功能，但行气运化水液能力较差。王强主任则在此基础上稍加小承气汤中枳实、厚朴两味药以降阳明。枳实味苦寒，与黄芩、黄连并用以苦泄，除胃热，助阳明胃降以消痞。厚朴性温散寒，味苦燥湿。枳实与厚朴并用取其芳香之气，与半夏为伍，加强其醒脾的功效。

2. 水饮停滞证：生姜泻心汤

基本方：半夏、炙甘草、党参、黄芩、黄连 + 桂枝、芍药

脾虚失运，水湿不化之痞满，治宜运化脾土，利水湿，方用生姜泻心汤。仲景重用生姜为君，以开胃去浊，散水温阳。同时应用生姜、干姜，取生姜降逆走散之性，干姜温中和胃之能。与半夏为伍，增强降逆、和胃之功。王强主任认为该证应重用气机升降，利水下行，以化水湿。在原方之上增加桂枝、芍药二药。桂枝解汗发表，芍药酸以敛阴，两药等量共用，以调和营卫，和合阴阳。

3. 脾胃虚弱证：甘草泻心汤

基本方：炙甘草、党参、半夏、黄芩、黄连 + 麸炒白术

脾胃虚弱，中气不足，治宜益胃缓中，方用甘草泻心汤。原方治疗心下痞塞不通，误以为病邪未去，复下之，伤及脾胃中焦。胃气虚，客气上逆，以致痞满。仲景原方用甘草甘平之性以入脾胃，固中气以降胃气之上逆。

王强主任认为仲景用重用甘草温补之性，和人参、大枣以益中气。但其注重固中之力，升降之力较弱。又考虑到甘草除了有味甘性温外，也存在滋腻易生满，故加用麸炒白术。麸炒白术护胃气以降，味苦配伍甘草增强补虚之力祛滞腻之性。甘草泻心汤原文中并无人参，王强主任认为当属传抄脱漏。因半夏泻心汤与生姜泻心汤均有人参，考《金匮要略》《千金方》《外台秘要》等，本方中亦有人参，且本证又是三痞硬证中正气最虚者，故必具人参无疑。

4. 热壅心下证：大黄黄连泻心汤

基本方：大黄、黄连 + 炙甘草、麦冬

邪热内陷，壅于中焦之痞满，治宜泄热除痞，方用大黄黄连泻心汤。该证为无形邪热结于心下，寒郁日久以化热；又因胃脘有痞塞胀满之症，未成有形实邪。《伤寒论》原文中大黄黄连泻心汤独用大黄、黄连两味苦寒之药，以取其轻清之药性，清湿热、除痞满。王强主任运用该方治疗热壅心下证时，加用炙甘草汤中炙甘草、麦冬，因为苦寒之药虽能泄无形邪热，但用药难以精准把握，若邪热已解，但痞证未解，仍重用苦寒，则伤及心阳，燥及津液。炙甘草性甘味温，补脾气，实则脾为心之子，补脾气以益心阳。同时麦冬生津，亦可顾护津液，防止苦寒过用燥及津液。

5. 卫阳不固证：附子泻心汤

基本方：附子、大黄、黄连、黄芩 + 桂枝、党参

邪热壅胃，卫阳不固之痞满，治宜泻热消痞温固表阳，泻热固表，方用附子泻心汤。该证为邪热痞满兼恶寒汗出，为寒热并见，仲景用三黄苦寒以清中焦胃热，配伍附子温阳以固表，寒热并用，攻补兼施。

王强主任认为原方在清邪热时补中阳，而补中之力相较偏弱，且苦寒之力较强，易伤肺胃之阴。增用桂枝、党参二药，桂枝辛散宣表，加强原方上下清透之力，并温阳升清，以固卫表阳，党参以和中益气以护胃阴，升降和合。

四、小结

王强主任认为痞满病证繁杂，虚、实、寒、热、痰、饮、湿、食皆可阻滞气机，痞塞不通。诸痞皆以心下痞塞，胀满不舒，按之柔软无物为主症，仲景曰"按之自濡，但气痞耳"。五大泻心汤以辛开苦降为本，余痞论治皆以此为基。泻心汤中"泻"字非补泻之功，实为通达之意，通其闭塞、达其壅阻、复其升降。升降得复，升者降之，降者升之，则转痞为泰。综上可见，王强主任重视于调节气机升降出入，阴阳气血平衡。通过药物加减以祛仲景方中偏颇之处，发挥其辛开苦降除痞满之本。

第三章

医案汇选

阳 痿

一、化生不足，心肾不交证

韩某，男，38岁，2022年10月25日首次就诊于王强主任门诊。患者3个月前因与妻子发生性关系时，出现举而不久，伴有精神紧张，偶有烦躁，患者未予关注，未经系统治疗。一周前患者症状持续加重。现症：举而不久，精神紧张，偶有烦躁，形体肥胖，平素身体困重、乏力，面色黧黑，眩晕耳鸣，怕冷，纳差，胃部隐隐作痛，偶有反酸，寐差，大便质稀，每日2次，夜尿频繁，每夜2次，舌质淡白，苔白腻，脉滑细数。

治法：方予理中汤合黄连阿胶汤加减。

处方：党参20g，炒白术20g，干姜10g，茯苓20g，黄连9g，黄芩10g，白芍18g，桂枝18g，鸡子黄2枚（兑服），阿胶9（烊化），当归18g，麦冬18g，五味子10g，葛根30g，肉桂9g，砂仁15g，酸枣仁30g，柏子仁20g，焦山楂10g，焦神曲10g，焦麦芽10g，大枣10g，生姜9g。予14剂，每日1剂，早晚分服。

二诊：症状有所改善，困重、乏力减轻，睡眠明显好转，但仍有大便稀、反酸等症状，舌质淡白，苔白腻，脉滑细数。党参20g，炒白术20g，干姜10g，茯苓20g，黄连9g，黄芩10g，白芍18g，桂枝18g，鸡子黄2枚（兑服），阿胶9g（烊化)，炙甘草 18g，当归 18g，麦冬 18g，五味子 10g，葛根 30g，肉桂 9g，砂仁 15g，酸枣仁 30g，柏子仁 20g，藿香 10g，佩兰 10g，煅牡蛎 20g（先煎），焦山楂 10g，焦神曲 10g，焦麦芽 10g，大枣 10g，生姜 9g。予 14 剂，煎服法同前。

三诊：患者症状明显好转。时间变长，饮食增加，胃部疼痛消失，眩晕、耳鸣等基本消失。坚持服用上方一个月后，电话随访，症状基本消失。

按：患者因平素脾胃功能差，其运化功能较差，气血生化不足，使宗筋无法得到濡养，其功能变差。脾胃为气机升降的枢纽，脾胃不行转输障碍，心肾无法相交，会导致心烦、耳鸣等心肾不交的症状，最终发展成本病。三次诊疗都使用的是理中汤合黄连阿胶鸡子黄汤加减。用理中汤补益气血，气血足，则气机升降正常，水火相交的通道自然畅通无阻。用黄连阿胶鸡子黄汤滋肾阴降心火，肾水足、精液足、心火安。方中，黄连不仅可以降心火，还可以将心火引入及肾，肉桂引火归元，使心烦等症状消除，因治痿独取阳明，故加葛根、桂枝、白芍，化生气血，焦三仙消食运脾，诸药配合，化生气血，交通心肾。

（胡涌泉　整理）

二、化生不足，肝胆失和证

刘某，男，33 岁，2022 年 11 月 1 日首次就诊于王强主任门诊。患者 1 年前出现早泄，一触就泄，越来越重，继而痿软无力。故患者四处求医，均效果不明显。现症：阴茎痿软无力，伴有心情抑郁、面色青黄、口苦、咽干、眩晕，全身困重、乏力、腹胀、纳呆、寐差、小便黄，大便干。舌质淡红，苔白，脉弦细。

治法：方予小柴胡汤和理中汤加减。

处方：北柴胡 15g，黄芩 12g，清半夏 9g，党参 30g，茯苓 30g，炒白术 30g，干姜 9g，炙甘草 18g，当归 18g，厚朴 10g，炒苦杏仁 15g，酸枣仁 30g，葛根 30g，酒大黄 6g，焦山楂 10g，焦神曲 10g，焦麦芽 10g，生姜 3 片，大枣 3 枚。予 14 剂，每日 1 剂，早晚分服。

二诊：患者自诉乏力、困重、腹胀减轻，精神状况良好。但仍有口苦、咽干等症状。北柴胡 15g，黄芩 12g，清半夏 9g，党参 30g，茯苓 30g，炒白术 30g，干姜 9g，炙甘草 18g，当归 18g，姜厚朴 10g，炒苦杏仁 15g，酸枣仁 30g，葛根 30g，酒大黄 6g，郁金 10g，牡丹皮 10g，焦山楂 10g，焦神曲 10g，焦麦芽 10g，生姜 3 片，大枣 3 枚。予 14 剂，煎煮法同前。

三诊：患者晨起时阴茎已有勃起，口苦、咽干基本症状已经消失。坚持原方服用一个月，患者症状基本好转。

按：肝主筋，宗筋也归肝，肝经环绕阴器；患者口苦，咽干、目眩，属于肝胆不利。见肝之病，知肝传脾，故有全身困重、乏力、腹胀、纳呆等脾胃疾病。脾胃受损，生化之源运化中断，宗筋不能受到濡养，反过来，也会加重肝胆疾病。用小柴胡汤和解少阳，疏肝利胆，通达少阳内外气机，用党参、白术、甘草、当归生化气血，杏仁、厚朴与葛根一升一降，使得津液舒布通畅。酒大黄可以更好地清除肝经瘀堵，郁金、牡丹皮清除虚火，焦三仙增强消食运化之力。诸药配合，化生气血，疏肝利胆。

（胡涌泉　整理）

淋　证

一、湿热下注证

刘某，男，43 岁，2019 年 6 月 31 日初诊。尿频 2 年余，加重伴尿不尽 3 日。尿频，夜尿增多，每夜 5～7 次，尿不尽，阴囊潮湿，早泄，性功能减退，睾丸下坠感，心情烦闷不舒，压力大，纳差不欲饮食，寐差易醒，大便黏，舌淡红，苔黄腻，脉弦滑。

治法：方予前列通方（自拟）加减。

处方：柴胡 15g，黄芩 12g，炙甘草 6g，刘寄奴 18g，半夏 12g，石韦 10g，生姜 9g，冬葵子 20g，黄柏 15g，马鞭草 12g，苍术 15g，党参 30g，大枣 5 枚。予 7 剂，每日 1 剂，水煎服。

二诊：患者症状较前好转，夜尿次数减至每夜 2～3 次，纳差，夜寐欠安，舌淡苔薄白。上方基础上去黄柏、苍术，加炒酸枣仁 15g，炒谷芽 30g，黄连 9g，肉桂 9g，炒麦芽 30g。予 14 剂，每日 1 剂，水煎服。诸症尽消。

按：本例患者诊为淋证，证属湿热下注。以前列通方为基础方，加苍术、黄柏以清热燥湿；复诊湿热已祛，去黄柏，苍术加炒酸枣仁、炒谷芽、黄连、肉桂、炒麦芽，健脾开胃，交通心肾。王强主任认为此病患者临床常见精神不振、抑郁焦虑、情绪低落、紧张烦躁等情志问题，在对证用药的同时，也要加强心理疏导，减轻患者心理压力，令其心情放松，全方位多维度综合治疗疾病，能够事半功倍，有利于患者身心健康恢复。

（华利超　整理）

二、肝肾阴虚证

李某，男，36 岁，2020 年 4 月 22 日初诊。尿痛，尿不尽 2 月余，尿后淋漓不尽，腰膝酸软，性功能减退，五心烦热。纳差寐差，小便黄赤，大便干燥，每 3～4 日 1 次，舌红苔少，脉沉细。

治法：方予前列通方（自拟）加减。

处方：柴胡 10g，黄芩 12g，大黄 6g，炙甘草 6g，刘寄奴 10g，半夏 12g，石韦 10g，生姜 9g，石膏 20g，冬葵子 20g，黄柏 15g，马鞭草 12g，知母 10g，党参 30g，大枣 5 枚。予 7 剂，水煎服，每日 1 剂，早晚分服，饭后一个半小时后服用。

二诊：2020 年 4 月 30 日复诊，尿痛及尿不尽现象较前明显减轻，偶有心烦，纳可，寐欠安。舌淡红少苔，脉弦细。原方基础上去石韦、冬葵子，加菖蒲 10g，郁金 10g，百合 10g。予 14 剂，余症缓解。

按：本例患者诊为淋证，证属肝肾阴虚。在自拟前列通方基础上加石膏、黄柏、知母、大黄，以滋阴润燥，润肠通便，下行通利。复诊阴虚火旺，小便不利症状较前减轻，但仍有浮火，相火扰动君火致使夜间不能入睡，故在原方基础上进行化裁，去利尿的石韦、冬葵子，加入菖蒲、郁金以解虚烦。

（华利超　整理）

三、肾阳不足证

施某，男，55岁，2020年11月13日初诊。尿不尽5年余，加重伴尿痛3天。畏寒肢冷，得热缓解，整日无精打采，萎靡倦怠，纳可寐可，小便清长，大便溏薄。舌淡苔白，脉沉迟。

治法： 方予前列通方（自拟）加减。

处方： 桂枝10g，炙甘草6g，附子6g（先煎），柴胡15g，黄芩10g，刘寄奴10g，石韦10g，生姜9g，冬葵子30g，马鞭草12g，党参30g，大枣5枚。予7剂水煎服，每日1剂，早晚分服，饭后一个半小时后服用。

二诊： 2020年11月20日复诊，症状较前好转。观其舌脉，舌淡苔薄白，脉沉。原方基础上去附子，加杜仲10g，牛膝10g，石斛6g。予7剂后，患者自诉症状消失。

按： 本例患者诊为淋证，证属肾阳不足。患者中年男性肾阳不足，不能温煦下焦因而发为本病。在自拟方剂基础上去半夏，加桂枝、附子，在不违反"中药十八反"的基础上，以补火助阳，散寒止痛。二诊时症状缓解肾阳得以补充，故去附子，桂枝与甘草配伍，取辛甘化阳之意徐徐进补，加杜仲、牛膝以强壮筋骨，加石斛乃取阴中求阳之意，同时也可防止温补太过，致使患者出现燥热。

（华利超　整理）

四、气滞血瘀证

宋某，男，29岁，2020年3月5日初诊。下腹及会阴部疼痛，尿频14天。与爱人争吵过后，出现下腹部及会阴部疼痛，尿频，排尿刺痛感。平素喜冷饮，纳可寐欠安，大便每日1行。舌质黯舌体两侧可见瘀斑，舌面有少量瘀点，脉弦涩。

治法： 方予前列通方（自拟）加减。

处方： 柴胡18g，黄芩12g，川芎10g，桃仁10g，黄芪30g，刘寄奴20g，石韦 10g，生姜 9g，冬葵子 30g，马鞭草 12g，半夏 10g，党参 20g，大枣 5 枚。嘱其戒冷饮，调理情志。予 7 剂，每日 1 剂，水煎服，早晚分服，饭后一个半小时后服用。

二诊：症状减轻，观其舌脉，舌黯，舌体瘀斑变小，脉弦。原方再服 7 剂，症状消失。

按：本例患者诊为淋征，证属气滞血瘀。患者由于情志问题，导致肝气不舒，气滞血瘀困于下焦。又时值庚子年，从五运六气角度分析，全年主运为金运太过，客气少阴相火司天，阳明燥金在泉，患者起病在 3 月初，此时主气是厥阴风木，客气是太阳寒水，本就肝气容易受阻，寒气偏盛，"外感六淫"与"内生五邪"相互对应，相互助长，导致肝气郁结，寒凉阻滞气血。因此在自拟方基础上加川芎、桃仁、黄芪，以行气活血，兼顾表里内外之邪，故能达到治愈的目的。

（华利超　整理）

闭　经

一、脾胃不和证

金某，27 岁，2021 年 2 月 23 日，首次就诊于王强主任门诊。闭经 8 月余。患者于 1 年前开始节食减肥，平素少食、不食主食，常贪食凉冷之物，以饮料代水。自诉自减肥以来大量脱发，月经 8 个月未来。患者 14 岁初潮，末次月经 2020 年 6 月 19 日，以往月经周期 29 日，6 日净。患者曾就诊于私人医馆，医馆予中药汤剂治疗后未见明显好转，经亲友介绍来我院就诊。现症：神清，精神尚可，面色萎黄，纳差，寐差，手足不温，畏寒怕冷，神疲乏力，小便短赤，大便难解。舌紫黯，苔白腻，脉沉滑。

治法：方予桂枝汤合理中汤加减。

处方：桂枝 18g，白芍 18g，白术 18g，干姜 9g，炙甘草 18g，党参 30，麦

冬30g，五味子15g，炒谷芽30g，炒麦芽30g，生山药30g，酒大黄6g，配以大枣3枚，生姜3枚。予14剂，每日1剂，水煎服，早晚分服，嘱患者可食用山药小米粥养护脾胃，忌食辛辣刺激、不易消化之物。

二诊： 患者自诉神疲乏力明显好转，纳食较前改善，大便每日一行，患者心烦难以入睡，舌边尖红，苔白腻，脉弦细。患者服前方14剂后脾胃功能较前有所好转，此时在原方的基础上合以栀子豉汤、百合知母汤加减以养阴除烦。桂枝18g，白芍18g，白术18g，干姜9g，炙甘草18g，党参30g，麦冬30g，五味子15g，炒谷芽30g，炒麦芽30g，栀子10g，淡豆豉10g，山茱萸10g，知母18g，百合30g，酒大黄6g，配以大枣3枚，生姜3枚，每日1剂，水煎服，早晚分服，医嘱照前。

三诊： 患者诉月经已来潮，现经期第3天，量少似已尽，色黯红，有血块，行经时下腹坠痛难忍，并项背不舒，睡眠欠佳，大便每日二行，舌黯红，脉沉细。治当守前方，同时加葛根以舒筋活络，加川芎、当归等活血养血之品。桂枝18g，白芍18g，白术18g，干姜9g，炙甘草18g，党参30g，麦冬30g，五味子15g，炒谷芽30g，炒麦芽30g，川芎9g，当归18g，葛根30g，肉苁蓉12g，酒大黄6g，配以大枣3枚，生姜3枚。每日1剂，水煎服，早晚分服，医嘱照前。

患者后继续以上述治疗思路治疗了3个月经周期，后电话随访月经正常来朝。

按： 患者节食，甚少食用精米精面，长此以往脾胃虚弱，气血化生乏源，同时患者贪食凉冷之物，平素又常以饮料代水，过伤脾胃，以致中土运化不利，患者脾胃气机失常而痰涎具生，阻滞中焦，久而化热，处诊时呈现出寒热错杂、虚实夹杂的状态，以桂枝汤合理中汤为底方，桂枝调脾和胃，补益后天之本，以党参代人参，取补气之用而免其燥性，又与五味子、麦冬组成生脉散以补气阴。以炒谷芽、炒麦芽顾护胃气。二诊时患者心烦不得眠，同时舌脉有热象，以栀子、淡豆豉清热除烦，以百合、知母补虚养阴。三诊患者已有月信，有项背不舒之患，加葛根、肉苁蓉等以活其气血，则诸痹自愈。

（刘嘉禾 整理）

二、心肾不交证

杨某，41岁，2021年7月16日，首次就诊于王强主任门诊。闭经1年余。患者于2年前因小偷入室行窃受到惊吓，其后出现入睡困难，睡后易醒等不寐症状，未予重视。后出现月经量少，色黯有血块，其后闭经，患者遂于社区医院就诊，行中医汤药治疗，未有明显好转。患者14岁初潮，周期一般30～35日，经期3～5日，末次月经2020年5月13日。经亲友介绍来我院就诊。现症见：患者胸闷气短，时有眩晕，下肢困重，咽痒口干，腰膝酸软，纳差，入睡困难，睡后易醒。小便可，大便稍干，舌边尖红，苔少，脉细数。

治法：方予黄连阿胶鸡子黄汤加减。

处方：黄连9g，黄芩9g，白芍9g，炙甘草9g，阿胶9g（烊化），鸡子黄2枚（兑服）。予7剂，每日1剂，水煎服，早晚分服。嘱患者可打坐静心，收敛心神。

二诊：患者自诉胸闷气短之症已无，其余诸症稍有缓解，仍纳差，时有心悸，月经尚未来潮，予桂枝汤加龙骨牡蛎汤加减：桂枝18g，白芍18g，炙甘草18g，生山药50g，龙骨15g，牡蛎15g，生黄芪50g，干姜9g，麦冬30g，党参30g，五味子15g，白术15g，炒麦芽30g，炒谷芽30g，配以生姜5片，大枣5枚。予14剂，每日1剂，水煎服，早晚分服，医嘱照前。

三诊：患者自诉纳可，眠可，仍守前方，减黄芪、山药而加肉苁蓉、山茱萸。后多次复诊，半年后电话随访月经已按时来潮，量色质均无异常。

按：本例患者受到惊吓以致心神不宁，实起于一源之脉，脉起于心，心之一源来自肾，故而此案看似心虚胆怯，实则重点在于心肾不和合。心肾不和故头重脚轻，下肢不温，腰膝酸软，心烦失眠……首诊时王强主任言患者病时已久，病情复杂，但此时急需收敛心神，交通心肾，方宜从简，药才力专，故直用黄连阿胶鸡子黄汤。二诊时患者脉象已稍复平静，仍时有心悸，以桂枝汤打底温通经脉，调和气血，辅以龙骨、牡蛎滋阴潜阳，济其水火。王强主任言虽然心肾一旦和合，中焦脾土自然会重焕生机，但考虑到患者患病已久，故仍加入恢复中焦气机之药。

（刘嘉禾　整理）

不　寐

一、肝胆不和证

孙某，女性，49 岁。2023 年 3 月 28 日初次就诊。不寐 3 年，加重 1 周。患者 3 年前与家人争吵后，出现入睡困难，辗转反侧，多梦易醒、醒后难以入睡，当时未予重视及处置，2 周后于当地门诊就诊，诊断为"失眠"，并予相关药物（具体用药及用量不详）治疗后，有一定疗效，但醒后疲劳，故就诊于王强主任门诊。现症：患者入睡困难，醒后难以入睡，心神不安，时有彻夜不眠，伴有口苦咽干，胁肋胀痛，胆怯心悸，触事易惊，乏力纳差，胃部隐痛，偶有反酸、耳鸣，小便黄，大便秘结，2～3 日 1 次，舌质黯红，苔厚，脉沉弦。各系统检查未见相关器质性病变。

治法：方予五苓散合小柴胡汤加减。

处方：柴胡 15g，黄芩 12g，清半夏 12g，党参 30g，桂枝 18g，炒白芍 18g，炙甘草 18g，炒白术 20g，猪苓 30g，茯苓 30g，泽泻 30g，当归 18g，麦冬 30g，五味子 15g，炒谷芽 30g，炒麦芽 30g，酸枣仁 30g，柏子仁 20g，葛根 30g，酒大黄 6g，大枣 3 枚，生姜 3 片。予 14 剂，每日 1 剂，早晚分服。

二诊：入睡困难好转，但醒后依然难以入睡，食欲一般，耳鸣，其余症状均有所改善，舌质红，苔略厚，脉沉弦。柴胡 15g，黄芩 12g，清半夏 12g，党参 30g，桂枝 18g，炒白芍 18g，炙甘草 18g，炒白术 20g，猪苓 30g，茯苓 30g，泽泻 30g，麦冬 30g，炒枳实 18g，炒谷芽 30g，炒麦芽 30g，陈皮 15g，牡蛎 30g（先煎），龙骨 30g（先煎），酸枣仁 30g，柏子仁 20g，酒大黄 6g，大枣 3 枚，生姜 3 片。

予 14 剂，每日 1 剂，早晚分服。

三诊：睡眠时间变长，醒后可以再次入睡，睡眠质量好转，饮食增加，耳鸣基本消失，其余症状明显减轻。故坚持服用上方一个月后，电话随访，症状基本消失。

按：患者因平素情志不畅，肝气郁滞，日久则影响胆气和降，肝胆失和，使人体气机升降出入不畅，导致人体水火失济从而产生入睡困难，醒后难以入睡等一系列症状；肝气不畅，肝络不通则见胁肋胀痛；肝气旺克伤脾土则见乏力纳差、胃部隐痛；胆气亏虚则见心神不安、胆怯心悸、触事易惊；胆郁上扰则见口苦咽干、反酸、耳鸣；人体气机不畅则二便不爽。三次诊疗都使用的是五苓散合小柴胡汤的加减。初诊组方中白芍、炙甘草、麦冬、五味子四药合用，酸甘化阴，充盈人体津液；炒谷芽、炒麦芽健脾和胃，构建脾胃枢机；酸枣仁、柏子仁、当归合用，补充心肝阴血；葛根升阳生津可气阴并调；酒大黄泻肝中郁滞，解肝中郁毒。二诊加入牡蛎、龙骨合用镇惊安神，针对睡眠轻浅，醒后难寐的情况；加入枳实、陈皮理气化痰，引气机下行。三诊均用五苓散行气利水，运转人体水液代谢，交济人体水火，配合小柴胡汤能够疏肝和胆，疏利气机，合用则恢复气机升降，水火相交的通道自然畅通无阻。

（罗　威　整理）

二、肺肾不和证

张某，男性，68 岁，2023 年 11 月 7 日初次就诊。失眠 5 年余。患者 5 年前，外出游玩后夜间出现失眠，入睡后常于凌晨 3:00～5:00 易醒，醒后自觉气短，偶有彻夜不眠，当时未予重视及处置，未服用相关药物。1 年前在某医院行心电图检查、冠状动脉造影检查、肺功能检查，均显示未见明显异常。患者就诊于王强主任门诊。现症：入睡困难，睡前辗转反侧，入睡后睡眠轻浅，常于凌晨 3:00～5:00 闻声则醒，平素伴有倦怠乏力，气短自汗，腰膝酸软、眩晕耳鸣、腹胀纳呆、小便黄，大便 2 日 1 次，自觉无力排便。舌质淡，苔白，脉沉弱。

治法：方予五苓散合麦门冬汤加减。

处方：桂枝 18g，炒白芍 18g，炙甘草 18g，炒白术 20g，猪苓 30g，茯苓 30g，泽泻 30g，当归 18g，党参 30g，麦冬 30g，五味子 15g，炒谷芽 30g，炒麦芽 30g，清半夏 12g，粳米 30g，黄芪 30g，炒苦杏仁 15g，厚朴 15g，酒大黄 6g，大枣 3 枚，生姜 3 片。予 14 剂，每日 1 剂，早晚分服。

二诊：患者自诉夜间易醒频次减少，倦怠乏力减轻、气短自汗减轻，腹胀减轻，精神状况良好，但仍有耳鸣、腰膝酸软、下肢无力等症状。舌质淡，苔白，脉沉弱。桂枝 18g，炒白芍 18g，炙甘草 18g，炒白术 20g，猪苓 30g，茯苓 30g，泽泻 30g，牛膝 18g，党参 30g，麦冬 30g，五味子 15g，炒谷芽 30g，炒麦芽 30g，清半夏 12g，粳米 30g，黄芪 30g，炒苦杏仁 15g，槲寄生 30g，酒大黄 6g，大枣 3 枚，生姜 3 片。予 14 剂，每日 1 剂，煎服法同前。

三诊：患者时有夜间易醒，乏力、气短等基本症状已经消失，其余症状均明显改善。故继续坚持服用上方一个月后，患者症状基本好转。

按：患者年事已高，肾气亏虚，肺气不足，肺宣发肃降功能减弱，影响人体气机升降，导致人体水火的失济，从而造成不寐等一系列症状。凌晨 3:00～5:00 为寅时，属肺经当令，肺经是十二经脉中起始经脉，人体气血的流注是从肺经开始的，正常人在寅时是深睡眠状态，但是当肺气亏虚时，人体气血的始动则不能正常进行。肺气亏虚则见倦怠乏力、气短自汗、大便无力；肾气亏虚则见腰膝酸软、眩晕耳鸣。初诊组方中同样选用白芍、炙甘草、麦冬、五味子四药合用，酸甘化阴，充盈人体津液；炒谷芽、炒麦芽、粳米健脾和胃，构建脾胃枢机；同时配合苦杏仁、厚朴开宣上焦肺气；黄芪可大补肺气。二诊加入槲寄生、牛膝可补益肝肾，加强补益肾气之功。三次诊疗都使用的是五苓散合麦门冬汤加减。用五苓散行气利水，运转人体水液代谢，用麦门冬汤补肺阴益肾阴，金水相生，合用则调阴阳，和营卫，燮理阴阳，交通水火。

（罗　威　整理）

三、肝胃不和证

刘某，女，24岁，2020年9月29日首诊。患者1年前无明显诱因出现失眠，入睡困难，夜寐最多3小时，伴见脘腹胀满，心烦心悸，头晕头痛，偶有口苦，纳差，二便可。既往体健。月经周期、量正常，偶有痛经，末次月经2020年9月10日，未婚。舌红薄黄苔，脉弦细。

治法：方予小柴胡汤加减。

处方：柴胡18g，半夏9g，党参30g，炙甘草18g，黄芩9g，炒麦芽30g，炒谷芽30g，麦冬20g，五味子9g，栀子10g，淡豆豉9g，赤芍10g，牡丹皮12g，酒大黄6g，煎药时加上3枚大枣，3片生姜，水煎服，每日1剂，分两次服。嘱患者适当运动，禁食生冷刺激食物，注意保暖。

二诊：患者诉睡眠质量显著提高，每晚可睡6小时，脘腹胀满、头晕头痛、心烦心悸等症状减轻，纳食增多，精神状态较前改善。舌红薄黄苔，脉浮弦。柴胡18g，半夏9g，党参30g，炙甘草18g，黄芩9g，炒麦芽30g，炒谷芽30g，麦冬20g，五味子9g，茯苓20g，猪苓20g，泽泻20g，麸炒白术20g，酒大黄6g，煎药时加大枣3枚，生姜3片，水煎服，每日1剂，分两次服。医嘱同前。

三诊：患者诉不寐症状基本消失，睡眠质量良好，匹兹堡睡眠质量指数量表评分5分，提示睡眠质量很好，较之前明显提升，伴见症状好转，无其他不适症状。故予停药。

按：患者为年轻女性，平时工作、学习压力较大，生活作息不规律，导致肝气郁滞，气机运行受阻，木克脾土，肝郁日久以致肝胃不和，由此导致阴阳失交以致不寐。患者伴见肝胃不和少阳证的表现，故取小柴胡汤为主方，辨证施治。根据患者舌脉情况，可知患者肝郁日久出现热象，肝郁日久导致气血郁滞，故加上栀子豉汤以清热除烦，牡丹皮、赤芍以凉血祛瘀，麦冬、五味子与党参组成生脉散，益气养阴，由此调和气血阴阳，使其和合。二诊时患者热象、瘀象消失，故减去栀子豉汤与牡丹皮、赤芍，加上茯苓、猪苓、泽泻、麸炒白术以补益中焦脾胃之气，兼以滋养气阴，助力人体气机运转恢复。诸药合用，使得脾胃共济、阴阳和合、心神同养，标本兼顾。

（张　森　整理）

四、脾胃不和证

陈某，男，34岁，2020年10月13日首诊，患者6个月前无明显诱因出现失眠，入睡困难、睡后易醒。平素饮食不规律，饥饱不定，喜食冷食。伴见胃脘痞满不适，偶有嗳气反酸，活动后稍缓解，未予以重视。如今失眠症状逐渐加重，夜寐仅4小时，醒后出现神疲乏力、心悸等不适症状，纳差，二便尚可。既往体健。舌淡胖苔白，脉濡细。

治法：方予半夏泻心汤加减。

处方：半夏9g，黄连12g，黄芩9g，干姜9g，炙甘草18g，党参30g，炒麦芽30g，炒谷芽30g，乌梅9g，肉苁蓉30g，麦冬20g，五味子9g，酒大黄6g。煎药时加大枣3枚，生姜3片，水煎服，每日1剂，分两次服。嘱患者注意保暖，勿食或少食辛辣刺激的食物以及不易消化的食物。

二诊：患者诉症状明显好转，入睡困难症状好转，睡后能保证深度睡眠，不再易醒，每日晨起醒后神疲乏力、心悸不适等症状消失，睡眠时间能达到7小时。胃脘痞满不适以及嗳气反酸的症状也减轻。舌淡苔白，脉濡。匹茨堡睡眠质量指数量表评分8分，提示睡眠质量较前改善。中医证候积分量表较前明显降低。二诊时患者脾胃之气有所调和，因患者病程较长，故不可轻易改变调和中焦脾胃之气的治法，应在此基础上加上调气和营之法，以求恢复表里和合，予桂枝汤加减。半夏9g，黄连12g，黄芩9g，干姜9g，炙甘草18g，党参30g，炒麦芽30g，炒谷芽30g，乌梅9g，肉苁蓉30g，麦冬20g，五味子9g，桂枝18g，白芍18g，茯苓12g。煎药时加大枣3枚，生姜3片，水煎服。每日1剂，分两次服。医嘱同前。

三诊：患者症状大有好转，匹茨堡睡眠质量指数量表评分4分，睡眠质量大为改善。中医证候积分量表明显降低。故嘱停药。

按：患者平素饮食不规律，饥饱不定，过食苦寒伤胃之品，以致中焦脾胃之气失于调和，出现以不寐为主的临床症状群。王强主任认为治疗此证必求之于本，即调和脾胃二气，恢复和合状态，故选用半夏泻心汤加减。一诊时根据患者细脉可知脾胃不和中夹杂虚证，配伍炒麦芽、炒谷芽补气；麦冬、五味子补阴；乌梅与干姜配伍以期达到寒热和合。二诊时患者症状好转，证明前方补益有效，继予，配伍上调气和营的桂枝汤来达到表里和合的目的。表里二气和合，则不寐自除。

（张　淼　整理）

痞　满

刘某，女，30岁，因工作压力较大，生活饮食长期不规律，1年间反复出现胃脘胀满不适，伴胃中嘈杂感，偶有反酸、恶心呕吐、口苦口干等，纳欠佳，寐尚可，二便可。既往体健。月经量、周期正常。舌红、苔黄腻，脉弦滑。

治法：方予半夏泻心汤加减。

处方：黄芩10g，半夏9g，黄连9g，党参15g，麦冬15g，酒五味子15g，炙甘草18g，炒谷芽30g，炒麦芽30g，猪苓30g，泽泻30g，茯苓30g，酸枣仁30g，柏子仁20g，姜厚朴15g，麸炒枳实18g。煎药时加大枣3枚，生姜3片，水煎服，每日1剂，分两次服用。嘱患者禁食生冷辛辣刺激食物，注意生活规律。

二诊：患者胀满不适症状较前明显减轻，纳寐较前有所改善。舌红、苔薄黄，脉弦。黄芩10g，半夏9g，党参15g，柴胡15g，桂枝15g，麦冬15g，酒五味子15g，白芍15g，当归18g，炙甘草18g，炒谷芽30g，炒麦芽30g，酸枣仁30g，柏子仁20g，煎药时加大枣3枚，生姜3片，水煎服，每日1剂，分两次服用。医嘱同前。

按： 患者生活及工作压力大，长期生活饮食不规律出现胃脘胀满不适等症状。患者因工作原因常伏于桌案，少与外界环境交互，肺气失于宣畅调达，周身气机运行失司，则水液停滞，胃火炼液为痰，痰气交阻心下。方以半夏泻心汤为主，辨证施治。根据患者舌脉可知痰气郁久化热，治以消痞行气散热。原方中半夏为君，行气开痰痞。黄芩、黄连共用以祛胃火湿热。王强主任加小承气汤中麸炒枳实、姜厚朴，协助阳明降气，同时取二者芳香之味，以醒脾降胃。又因方中多味药物苦寒，加炒谷芽、炒麦芽以顾护脾胃根本。以党参代替人参，以取人参补气药性而祛其燥。同时可与五味子、麦冬组成生脉散，以调气血运行。加茯苓、猪苓、泽泻以运化水液。二诊时患者症状较前明显减轻，减去小承气汤以及茯苓、猪苓、泽泻，配伍桂枝汤以调和营卫气机，畅达气血运行。王强主任认为痞满病症繁杂，虚实、寒热、痰、饮、湿、食皆可阻滞气机，痞塞不通。诸痞皆以心下痞塞，胀满不舒，按之柔软无物为主症，仲景曰"按之自濡，但气痞耳"。泻心汤类方剂以辛开苦降为本，余痞论治皆以此为基。泻心汤中"泻"字非补泻之功，实为通达之意，通其闭塞、达其壅阻、复其升降。升降得复，升者降之，降者升之，则转痞为泰。综上可见，王强主任基于"一气周流"的理论，重视于调节气机升降出入，阴阳气血平衡。通过药物加减以祛仲景方中偏颇之处，发挥其辛开苦降除痞满之本。

（孙晓茜　整理）

膀胱癌

一、心肾阳虚证

韩某，男，66岁，2020年11月12日初诊。患者"膀胱癌"病史3年，1周前因"肺炎、肾衰竭"于ICU住院治疗，期间行导尿术，拔出尿管后出现排尿困难，小便点滴不通，小腹胀满，后继续留置尿管。现患者留置尿管，晨起头晕，口淡不渴，小腹胀满，双下肢水肿，偶有大便不畅，纳差，寐欠安，舌边尖红，舌中苔白腻，脉弦滑。

治法：方予五苓散合真武汤加减。

处方：桂枝18g，猪苓30g，茯苓30g，泽泻30g，麸炒白术20g，麦冬30g，厚朴15g，清半夏15g，陈皮15g，制附片9g，槲寄生30g，炙甘草18g，盐杜仲30g，酒大黄9g，牛膝18g，生姜15g，炒谷芽30g，炒麦芽30g。予7剂，早中晚分3次温服，每次120mL。

二诊：患者大便难，小便量增多，仍留置尿管，调整处方如下。桂枝18g，猪苓30g，茯苓30g，泽泻30g，麸炒白术20g，厚朴10g，酒萸肉15g，酒肉苁蓉30g，北刘寄奴30g，马鞭草18g，槲寄生30g，盐杜仲30g，牛膝18g，炒谷芽30g，炒麦芽30g，炙甘草18g，清半夏15g。予7剂，早中晚分3次温服，每次120mL。

三诊：患者已拔出尿管，可自行排尿，小便量正常，大便正常，小腹胀满缓解，纳增，舌红，苔白腻，脉弦，调整处方以温阳健脾。桂枝18，白芍18g，当归18g，炙甘草18g，麸炒白术20g，茯苓30g，槲寄生30g，盐杜仲30g，牛膝18g，炒谷芽30g，炒麦芽30g，酒肉苁蓉30g，党参30g，乌梅9g，干姜9g。予7剂，早中晚分3次温服，每次120mL。

按：患者中医证属心肾阳虚，以五苓散为基础方，加制附片、炙甘草、生姜以温助心阳，助膀胱气化；患者晨起头晕，苔白腻，脉滑，为痰湿上扰清阳，加半夏、陈皮、厚朴燥湿化痰。二诊小便增多，为膀胱气化功能逐渐恢复，故去附子、生姜加酒肉苁蓉、酒萸肉补肾填精、阴中求阳，加北刘寄奴、马鞭草利尿通淋，使邪有出路。三诊患者已可自行排尿，故不再以通利为主，调整处方以温阳健脾，扶正固本，同时恢复脾气转输布散之功。

（张　弛　整理）

二、心经实热证

王某，男，58岁，2021年7月6日初诊。患者2019年11月因"发现肉眼血尿半月余"于外院就诊，膀胱镜检查怀疑膀胱恶性肿瘤。于2020年2月于天津市肿瘤医院行膀胱部分切除术，病理诊断"膀胱浸润性尿路上皮癌，T_1期"，出院后规律行膀胱灌注化疗（具体药物不详），此后一直无肉眼血尿。2021年6月患者无明显诱因再次出现血尿，复查膀胱镜提示"膀胱右侧及后壁有约1cm菜花样肿物"，活检病理提示"乳头状尿路上皮癌，低级别"。患者不耐受再次手术及持续化疗，故就诊于王强主任门诊寻求中医治疗。现症：持续性肉眼血尿，色红排尿赤涩疼痛，精神疲倦，气短乏力，腰骶酸痛，心烦，急躁，口苦咽干，偶有低热，盗汗，纳差，寐差，舌黯红苔黄，舌边尖红有芒刺，脉沉弦有力。

治法：方予猪苓汤合导赤散加减。

处方：滑石18g，猪苓30g，茯苓30g，泽泻30g，麸炒白术20g，麦冬30g，生地黄15g，清半夏15g，陈皮15g，淡竹叶15g，石韦10g，生甘草15g，党参15g，牛膝18g，炒谷芽30g，炒麦芽30g，酒大黄9g，小蓟15g，阿胶10g（烊化）。予7剂，早中晚分3次温服，每次120mL。

二诊：患者仍见血尿，色稍淡，赤涩疼痛缓解，小便量增多，心烦缓解，偶感小腹胀满、胁肋胀痛、口苦，仍感乏力、腰酸，纳差好转，舌黯红苔黄，脉沉弦，调整处方如下。滑石15g，猪苓30g，茯苓30g，泽泻30g，麸炒白术20g，柴胡15g，黄芩15g，半夏12g，党参30g，淡竹叶15g，生地黄15g，盐杜仲30g，牛膝18g，炒谷芽30g，炒麦芽30g，生甘草18g，阿胶15g（烊化）。予7剂，早中晚分3次温服，每次120mL。

三诊：患者血尿色浅淡，小便量正常，无明显赤涩疼痛，腰骶酸痛缓解，纳增，舌红，苔白，脉弦，调整处方如下。滑石15g，猪苓30g，茯苓30g，泽泻30g，麸炒白术20g，生地黄15g，槲寄生30g，盐杜仲30g，牛膝18g，炒谷芽30g，炒麦芽30g，酒苁蓉30g，党参30g，生甘草15g，阿胶15g（烊化），麦冬15g，知母15g，百合30g。予7剂，早中晚分3次温服，每次120mL。

按：本例患者以血尿为主要临床表现，症见口苦，心烦，寐差，小便赤涩疼痛，腰骶酸痛，乏力纳差，辨证为"心经实热"。患者心火亢盛，心热下移膀胱，热伤血络，耗伤气阴，病程日久，损伤肝肾，舌边尖红有芒刺说明肝胆瘀热。首诊方用猪苓汤清热利水养阴为本，合用导赤散、大黄、小蓟导心火从大小便而去，白术、半夏、陈皮理气化痰，党参、炒谷芽、炒麦芽健脾益气、醒脾助运。二诊患者实热症状缓解，然感小腹胀满，胁肋胀痛，为肝胆气机疏泄失常，故合用小柴胡汤疏泄少阳气机，治疗仍以清热养阴为主。三诊时，患者尿血症状明显缓解，故调整处方以扶正固本为主，加入桑寄生、杜仲、肉苁蓉以补肾滋阴，合百合知母汤补虚清热除烦，养阴润燥。

（张　弛　整理）

三、阴虚内热证

赵某，女，66岁，2021年11月12日初诊。患者2021年11月2日因血尿、尿急、尿痛，小腹胀痛1月余就诊于我院泌尿外科门诊，尿常规示：红细胞（++++），脓细胞（++）；进一步膀胱镜检查示：膀胱右侧壁有一约2.0cm×2.0cm大小新生物，呈菜花状。病理诊断为移行细胞乳头状癌晚期。患者拒绝手术治疗，于11月12日就诊于王强主任门诊。患者平素心烦易怒，怒时烘热汗出，现症：尿血月余，尿频、尿急，并且夹有碎血块，小腹胀痛，腰酸，心烦口渴，五心烦热，伴头晕耳鸣，食少纳差，形体消瘦，少寐多梦，大便干，舌少苔薄微黄，脉细数。

治法：方予猪苓汤合知柏地黄丸加减。

处方：滑石18g，猪苓30g，茯苓30g，泽泻30g，知母15g，黄柏15g，生地黄15g，山茱萸15g，牡丹皮15g，山药20g，小蓟15g，藕节15g，蒲黄15g，白茅根18g，炒谷芽30g，炒麦芽30g，红花9g，桃仁9g，阿胶10g（烊化）。予7剂，早中晚分3次温服，每次120mL。

二诊：患者已不见肉眼血尿，复查尿常规示：红细胞（++），小腹胀痛缓解，五心烦热减轻，寐安，余症仍在，调整处方如下。滑石18g，猪苓30g，茯苓30g，泽泻30g，知母15g，黄柏15g，生地黄15g，山茱萸15g，牡丹皮15g，山药20g，炒谷芽30g，炒麦芽30g，白茅根18g，大蓟18g，小蓟18g，蒲黄18g，阿胶 10g（烊化）。予 7 剂，早中晚分 3 次温服，每次 120mL。

三诊：患者精神大有好转，不再心烦易怒，尿常规基本正常，小便无异常感觉，腰骶酸痛缓解，纳增，舌红，苔白，脉细，调整处方如下。滑石 18g，猪苓 30g，茯苓 30g，泽泻 30g，生地黄 15g，山萸肉 15g，牡丹皮 15g，山药 20g，当归 18g，牛膝 18g，白芍 18g，川芎 18g，麸炒白术 15g，炒谷芽 30g，炒麦芽 30g，党参 15g，阿胶 10g（烊化）。予 7 剂，早中晚分 3 次温服，每次 120mL。

按：本例患者以血尿为主要临床表现，症见心烦易怒，五心烦热，少寐多梦等虚热内扰的表现，伤及阴络，尿中夹有血块说明瘀热互结，辨证为"阴虚内热"。首诊方用猪苓汤清热利水养阴为本，合用知柏地黄丸泄火坚阴，滋补肝肾，小蓟、藕节、蒲黄等凉血止血，利湿通淋以治标，桃仁、红花导瘀热下行。二诊患者已无肉眼血尿，以阴虚内热为本，故仍以清热养阴，利尿通淋为治法。三诊时，患者症状明显缓解，故调整处方以滋补肝肾，恢复营血为主，猪苓汤合用六味地黄丸、四物汤加减，辅以醒脾健运，补而不滞。

（张　弛　整理）

不孕症

一、肝脾不和证

张某，28 岁，备孕 3 年余，未孕，其配偶相关检查未见明显异常。患者情绪易怒，面色略红，善太息，自诉近期晨起口苦，咽干，经期前双侧胁肋胀痛，月经量尚可，颜色红，未见有血块，偶有小腹胀痛，小便色黄，大便略干，夜寐欠安，舌红，苔黄，脉弦数。

治法：方予小柴胡汤加减。

处方：柴胡 15g，黄芩 10g，半夏 9g，桂枝 15g，麦冬 30g，酒五味子 15g，党参 30g，白芍 15g，当归 18g，炙甘草 18g，炒谷芽 30g，炒麦芽 30g，酒大黄 10g，炒酸枣仁 30g，柏子仁 20g，葛根 30g，百合 30g。

二诊：患者14剂后复诊，自诉近期身体轻快不少，大便尤其畅快，脾气较前缓和，口苦症状缓解，继予上诊方药继续服用。

三诊：患者14剂后复诊，经期双侧胁肋胀痛缓解，夜寐较前改善，面色未见初诊时红，去葛根30g，加墨旱莲20g，女贞子20g，继观。

四诊：查患者脉象较前平稳许多，逐渐呈缓和平稳之象，患者未再太息，遂告知患者可以尝试备孕，3个月后成功受孕。

按：患者来时有明显的小柴胡汤证，但见一证便是，不必悉俱。患者长期怀孕受阻，性格逐渐烦躁，肝气逐渐郁滞，日久生热，可见患者面红，脾气急躁，肝木之气无从疏泄，而加重病情。故王强主任在临证时，一直劝慰患者，安心服药调理身体，平复心情，一定可以成功受孕，同时予小柴胡汤加减，加入五味子、麦冬以滋润内里，百合、酸枣仁安心助眠，加酒大黄以使体内邪火从二便排出，14剂后复诊，患者诉大便通畅，身体较前轻快，继续服用后，患者体内郁滞之物不存，柴胡疏解肝气，双管齐下，使身体较快的达到气血调和的状态，故能成功受孕。

（虞济森　整理）

二、痰湿困脾证

孔某，女，33岁，曾流产一次，未予重视，至今未孕。患者身体较胖，气短懒言，语声低微，面色倦怠，神疲乏力，口淡，食欲欠佳；时有腰膝酸软，头昏沉，小便清，大便粘腻不爽，倦怠嗜卧，舌胖大，边有齿痕，脉沉滑。

治法：方予桂枝汤合交泰丸加减。

处方：桂枝15g，炒苦杏仁12g，麦冬30g，酒五味子15g，党参30g，白芍15g，炒麦芽30g，炒谷芽30g，炙甘草18g，当归18g，白术15g，吴茱萸6g，黄连9g，肉桂10g，砂仁12g，酸枣仁30g，柏子仁20g，百合30g，知母15g，淡豆豉10g。

二诊：14剂后患者二诊，诉头昏症状缓解，仍觉乏力，食欲较前好转，故继予前方。

三诊：患者 7 剂后三诊，面色较前红润，声音较前洪亮，形体仍胖，但未及之前懒动，加用酒大黄 10g，告诉患者大便次数会多，正常现象，不必紧张，每日晚饭后散步以减重。

四诊：患者 14 剂后四诊，面色红润，较前开朗许多，愿意活动，并且已适度减重，头昏症状消失，腰膝酸软症状未再见，舌体较前缩小，仍有齿痕，嘱继续安心服药治疗。

五诊：患者服药 2 个月后，前来就诊，精神面貌较前改变明显，面色红润明亮，声音有力，查舌红，舌体正常，苔白，脉已回升，嘱患者巩固 14 剂后可开始备孕。2 个月后备孕成功。

按：患者因之前的小产，造成脾阳、肾阳俱损，未予重视后症状逐渐加重，水液代谢逐渐失常，造成体内堆积，进一步影响脾胃运化，病情逐渐恶化，王强主任通过予桂枝、杏仁温阳化气，帮助调动体内阳气，温化水饮，肉桂、黄连引火下行，交通心肾，砂仁行气醒脾，共同使体内郁积的水液动起来，调动自身阳气，加速转化，唤醒脾胃，使脾胃工作正常，水液运化得司，气血阴阳调和乃孕。

（虞济森　整理）

三、肾阳亏虚证

李某，女，35 岁，计划二胎未避孕而未孕 3 年余。患者时有头晕，耳鸣，夜寐差、多梦，面白，咽干，形体消瘦，四肢不温，情绪时有低落。月经量少，纳尚可，小便清长，大便尚可，舌尖红少津，苔白，脉沉弱。

治法：方予金匮肾气丸加减。

处方：熟地黄 30g，山茱萸 10g，黄连 9g，肉桂 15g，麦冬 30g，酒五味子 15g，党参 30g，白芍 15g，酒大黄 10g，炒谷芽 30g，炒麦芽 30g，泽泻 30g，茯苓 30g，盐杜仲 30g，牛膝 15g，泽兰 20g，益母草 20g，白术 20g，厚朴 10g，牡丹皮 20g。

二诊：14 剂后患者二诊，自诉咽干症状较前好转，睡眠较前有较大改善，二便较前好转明显，情绪仍低落，遂予患者沟通，进行心理疏导语言劝导，使患者稳定情绪，安心服药，并继予当前治疗。

三诊：14 剂后患者三诊，患者颧红较前好转，情绪较前明显改变，诉夜寐安，二便调，纳可，头晕耳鸣症状改善明显，近 1 周未复发，更改前方去熟地黄、益母草，加用桂枝 15g，炒苦杏仁 12g。

四诊：7 剂后患者四诊，诉症状均明显好转，情绪好转明显，嘱安心服药继观。

五诊：14 剂后五诊，患者面色红润，精神状态良好，声音洪亮，诉未再头晕耳鸣，最近一次月经正常，量较前增多，无血块无腹痛。舌红，苔白，脉象已较前平稳，告知患者可备孕，3 个月后备孕成功。

按：由于年龄、日常生活等原因造成肾阳虚衰，且二胎备孕未果压力等原因导致患者精神状态不佳，加重身体气机郁滞。肾水寒，肾阳虚衰造成患者时有头晕耳鸣、四肢不温，肾水不能上济心火则导致心火旺而失眠多梦，舌尖红少津，同时肾阳不足则导致精血不足，是月经量少的重要原因。故在治疗此病时，原则上遵循温补肾阳，方药采用金匮肾气丸加减，用熟地黄和山茱萸来滋补肾阴，益精填髓，泽泻、丹皮防止熟地黄滋腻太过影响气机，茯苓、白术等健脾助运，调节气机升降，大黄使邪有所出，故患者服用后睡眠、二便等情况较前好转，调整方药后加用调和营卫阴阳的桂枝、杏仁来助阳使肾水得以温煦，从而濡养全身，使精血充盈，机体阴阳气血调和，得以受孕成功。

（虞济森　整理）

瘿　病

一、脾虚湿困证

傅某，男，47 岁。乏力半年余，加重 1 周。患者半年前不明原因感觉乏力，困顿，情绪低落，颈前异物感，于当地医院查颈部彩超示：甲状腺左侧叶低回声结节伴钙化（TI-RADS 分级 4A 级），甲状腺右侧叶低回声结节（TI-RADS 分级 3 级），未引起重视，症状逐渐加重，1 周前复查颈部彩超示：甲状腺结节，C-TI-RADS 分级 4B 级，双侧颈部未见明显肿大淋巴结。遂经家人介绍寻求中医治疗，现症：疲乏，困顿，偶有口干，咽喉常有痰，大便黏腻，饮食尚可，寐欠安，望其愁眉状，体型肥胖，自诉约 100kg，闻其声音低沉，舌淡，苔薄白，有齿痕，脉细滑。既往无糖尿病、高血压病史。

治法：方予五苓散加防己黄芪汤加减。

处方：桂枝 15g，杏仁 12g，白芍 15g，当归 18g，炙甘草 18g，酒大黄 10g，茯苓 30g，猪苓 30g，泽泻 30g，炒白术 20g，厚朴 15g，枳实 12g，防己 15g，黄芪 50g，炒冬瓜子 30g，紫苏梗 15g，炒芥子 12g，炒莱菔子 30g。嘱煎药时加入大枣 3 枚，鲜姜 3 片，水煎服，每日 1 剂，分 2 次服，每次 180mL，禁食生冷水果等。

二诊：乏力较前有所改善，喉中痰少，大便较多，处方将前方中冬瓜子、紫苏梗、炒芥子、莱菔子换成杜仲、牛膝、桑寄生再加上生脉饮。桂枝 15g，麦冬 30g，党参 30g，五味子 15g，白芍 15g，当归 18g，炙甘草 18g，炒谷芽 30g，炒麦芽 30g，酒大黄 6g，茯苓 30g，猪苓 30g，泽泻 30g，炒白术 20g，防己 15g，黄芪 50g。医嘱同前。

三诊：时诸症改善，继前处方。

按：患者长期因工作生活不规律，病程较长，水湿痰饮较重，聚于腠理肌肉之间，体型肥胖，肺气相对不足，不能宣发水湿，从六经来看为太阳太阴病，故用五苓散、生脉饮、防己黄芪汤补气行水。患者阳气弱，需长期调理才能看见效果。

（张　己　整理）

二、肝火内盛证

张某，女，51 岁，自诉患有甲状腺结节、乳腺结节（未见正式报告），梅核气，情绪易波动，容易紧张害怕恐慌，口干，纳差，寐欠安，舌尖红，苔薄白，脉微细。

治法：方予蒿芩清胆汤加减。

处方：青蒿 15g，黄芩 15g，杏仁 12g，麦冬 30g，党参 30g，五味子 15g，炒谷芽 30g，炒麦芽 30g，酒大黄 10g，清半夏 12g，败酱草 30g，生石膏 30g，陈皮 12g，枳实 12g，厚朴 15g，泽泻 30g，茯苓 30g，猪苓 30g。嘱煎药时加入大枣 3 枚，鲜姜 3 片，水煎服，每日 1 剂，分 2 次服，每次 180mL，禁食生冷水果等。

二诊：患者诸症改善，仍口干，时有汗出，处方如下。桂枝 15g，白芍 15g，当归 18g，炙甘草 18g，杏仁 12g，党参 30g，麦冬 30g，五味子 15g，谷芽 30g，麦芽 30g，酒大黄 6g，茯苓 30g，酸枣仁 30g，柏子仁 20g，厚朴 15g，半夏 15g，陈皮 15g，枳实 15g，生石膏 30g。医嘱同前。

按：此患者为绝经前后，激素水平容易波动，故情绪等容易出现起伏，此时治疗当围绕"女子七七，天癸竭"进行处方，故用桂枝汤调和营卫，生脉饮调养气阴。一诊在于平降肝火内热，用柴胡法将柴胡换为青蒿，再加上石膏、小承气汤等；二诊在于安神养肝，去青蒿、黄芩等，加酸枣仁、柏子仁，两次处方看似用药并未有很大差别，其实内核病机已有较大改变。

（张　已　整理）

便　秘

一、肝肺壅滞证

陈某，女，48 岁，2022 年 12 月 27 日首次就诊于王强主任门诊。大便干结难下 1 周。患者 1 个月前与人发生争执，后感染风寒，头晕头痛，发热无汗出，自行服用抗炎药物（具体不详）后症状有所缓解。近 1 周以来患者自诉大便干结难下，遂就诊于我院门诊。现症：大便干结，反复头晕头痛，胸胁胀满，胁肋胀痛不适，食欲不佳，口苦咽干，咳嗽咳痰，小便赤。舌两边尖红，苔白滑腻，脉弦滑数。

治法： 方予小柴胡汤合三子养亲汤加减。

处方： 北柴胡 18g，黄芩 15g，清半夏 15g，党参 15g，黄连 9g，炒白芥子 15g，炒莱菔子 15g，紫苏子 15g，厚朴 15g，陈皮 15g，炒白芍 15g，川芎 15g，当归 15g，麦冬 15g，炒谷芽 30g，炒麦芽 30g，酒大黄 9g，炙甘草 15g。煎药时予大枣 3 枚，生姜 3 片。每日 1 剂，早中晚分 3 次服用。嘱患者禁食生冷辛辣等食物，规律作息。

二诊： 服药 1 剂后大便已下，两胁疼痛有所缓解，但仍有胀满不适，晨起仍有口苦咽干，痰多，食少。舌红较前缓解，苔仍白腻，脉弦滑。遂调整处方如下。北柴胡 15g，黄芩 12g，清半夏 15g，党参 15g，炙甘草 15g，炒白芥子 15g，炒莱菔子 15g，炒紫苏子 15g，厚朴 15g，陈皮 15g，白芍 15g，桂枝 18g，茯苓 15g，麸炒白术 15g，白豆蔻 15g，炒麦芽 30g，炒谷芽 30g，麦冬 15g，五味子 15g。煎药时仍予大枣 3 枚，生姜 3 片。每日 1 剂，早中晚分 3 次服用。嘱患者多喝温开水，规律作息。

三诊： 患者大便 1 日 1 结，胁肋胀满好转，食欲恢复，已不再咳痰，应患者要求停止服药。嘱患者注意保暖，调整心态，切勿再与人争执。

按： 患者因情志不舒，后外感风寒之邪，使肝气上逆，肺失宣降，脾胃失和而生痰，痰阻于胸而咳嗽，肝气郁而化火而两胁胀痛。故一诊时采用小柴胡汤、半夏泻心汤与三子养亲汤合方加减，柴胡、黄连、黄芩清泻君相二火，佐以半夏平调胸中寒热，白芥子、紫苏子、莱菔子共同温肺以化痰，党参、甘草、大枣顾护脾胃之气机，最后用大黄引邪热入阳明而出于体外。二诊时患者君相之火已平，但邪热仍留于少阳，遂去黄连，以小柴胡汤合三子养亲汤合方加减，患者脾胃之气未复，因此佐入茯苓、白术、白豆蔻等化湿健脾，麦冬、五味子防止热邪伤阴。嘱患者多喝温水，以助湿气从小便走。

（仲斯琪　整理）

二、心肾不交证

赵某，男，82岁，2023年4月11日首次就诊于王强主任门诊。有便意但排便困难1月余，伴入睡困难1周。患者1月前无明显诱因出现排便困难，脘腹胀满不适，伴入睡困难，多梦易醒，急躁易怒。近1周以来患者上述症状加重，遂就诊于我院门诊。现症：有便意但排便困难，腹胀腹痛，入睡困难，口舌生疮，腰膝酸软乏力，食欲一般，小便赤。舌尖红少苔，脉沉细数。

治法：方予黄连阿胶汤合增液承气汤加减。

处方：黄芩15g，黄连9g，白芍15g，阿胶15g（烊化），鸡子黄1枚（兑服），玄参30g，生地黄18g，麦冬18g，大黄9g，芒硝6g，栀子6g，炒谷芽30g，炒麦芽30g，石菖蒲15g，郁金15g，党参30g，炙甘草15g，当归15g，牛膝15g。煎药时予大枣3枚，与群药同下。每日1剂，早中晚分3次服用。嘱患者禁食生冷辛辣等食物，规律作息。

二诊：服药1剂后大便能下，但仍然较干，脘腹胀满缓解，失眠好转，易惊醒，五心烦热。舌尖红较前缓解，苔少，脉沉细。遂调整处方如下。黄芩15g，黄连6g，白芍15g，阿胶15g（烊化），鸡子黄1枚（兑服），玄参15g，生地黄15g，麦冬18g，大黄9g，五味子15g，酒苁蓉30g，炒谷芽30g，炒麦芽30g，百合15g，盐杜仲15g，党参30g，炙甘草15g，当归15g，牛膝15g。煎药时予大枣3枚，与群药同下。每日1剂，早中晚分3次服用。嘱患者禁食肥甘厚味等食物，规律作息。

三诊：大便已能正常排出，每日1~2次，大便干结好转，能正常入睡。舌体偏瘦，舌质较干，舌苔已有，微黄，脉沉弱。患者选择继续服用中药治疗：百合15g，知母15g，白芍15g，阿胶15g（烊化），鸡子黄1枚（兑服），黄芩9g，黄连6g，麦冬30g，党参30g，五味子15g，酒肉苁蓉30g，炒谷芽30g，炒麦芽30g，盐杜仲15g，牛膝15g，当归15g，炙甘草15g，炒枣仁30g，柏子仁30g。煎药时予大枣3枚，与群药同下。每日1剂，早中晚分3次服用。嘱患者禁食辛辣刺激等食物，规律作息。

按：该患者因素体阳气偏亢，心肾不交日久，心火伤及阴液而出现便秘及失眠等症状。初诊应及时釜底抽薪，以黄连、黄芩清泻心火，佐生鸡子黄滋脾胃之津液，阿胶、生地黄滋肾阴，玄参、麦冬可顾护太阴，最后由大黄、芒硝以泄阳明燥热。二诊时心火已泻大半，治疗仍应以清热养阴，佐少许滋阴药物以复肾水。三诊时舌脉及症状都显示心火已消，治疗方向应从交通心肾、泻火除烦而转向养阴生津润燥之法，同时恢复脾胃升降之气机，使水火相济。

（仲斯琪　整理）

肺　癌

一、寒湿阻滞证

李某，男，72岁，于2018年11月23日首次就诊于王强主任门诊，经西医临床检查诊断为肺癌。现症：患者神疲乏力，畏寒肢冷，咳喘痰多，痰色白质稀，胸闷气短，纳差，口干不欲饮，小便清长，大便稀溏，日数次，舌质淡，有裂纹，边有齿痕，苔白腻微黄，脉沉弦紧。

处方：麻黄9g，细辛9g，制附片18g，桂枝15g，杏仁10g，党参30g，白术12g，砂仁12g，茯苓20g，甘草10g，陈皮15g，半夏10g，酸枣仁30g，柏子仁20g，黄芪30g，谷芽30g，麦芽30g，补骨脂15g，淫羊藿15g，巴戟天15g。嘱患者禁食生冷，避风寒，调畅情志，服药后会出现睡意较浓的情况，旁人不可打扰，尽量让患者安睡。

二诊：患者精神状态大有好转，畏寒、咳喘较前减轻，痰量减少，纳增，大便次数减少，余症状如前，处方如下。麻黄6g，细辛9g，制附片18g，桂枝15g，杏仁10g，薤白10g，党参30g，白术12g，茯苓20g，甘草10g，陈皮15g，半夏10g，酸枣仁30g，柏子仁20g，黄芪30g，谷芽30g，麦芽30g，补骨脂 15g，淫羊藿 15g。

按： 患者因体内寒痰湿邪阻滞，进而导致津液不能上承，故舌上有裂纹，口干不欲饮。王强主任使用养心安神的药物酸枣仁以及柏子仁，意在通过酸枣仁收敛浮越之心神、外散之气，柏子仁养心血而宁心安神，两药合用，调养心之气血，安魂定魄，益智宁神，故患者服药后会出现睡意较浓的情况，此是机体要通过休息睡眠的方式恢复气血的过程，即使日间睡眠时间较多也不会影响夜晚正常睡眠。王强主任用补骨脂、淫羊藿、巴戟天来协助温补肾阳，三药温而不燥，故无伤及津液之弊，其中补骨脂还具有纳气平喘的作用。

（周　际　整理）

二、少阳郁热证

李某，男，77 岁，因"咳喘进行性加重 1 年余"于 2020 年 7 月 20 日就诊于天津医科大学总医院，查胸部 CT 提示：胸廓欠对称，右侧肋骨辐辏；右侧肺野缩小，右肺上叶支气管管壁增厚，管腔狭窄，相应纵隔旁可见片状致密影，右肺中间段支气管截断，中下叶支气管显示不清；右肺中下叶可见片状致密影，其内可见多发结节状钙化灶；右侧胸腔可见包裹性液体，右侧胸膜结节状增厚；左肺及右肺上叶及胸膜下可见多发小结节影；右肺上叶透过度减低，小叶间隔增厚；右肺门增大，其内可见多发结节状高密度影，左侧肺门不大，纵隔右偏，其内见多发高密度淋巴结显示。诊断意见：①右肺中心型占位性病变，考虑恶性肿瘤，右侧胸膜受累；②双肺及胸膜下多发结节，转移瘤可能性大；③右肺间质性改变，双肺陈旧性病变；④右肺门及纵隔淋巴结密度增高，请结合临床；⑤右侧胸腔包裹性积液。患者拒绝行进一步检查与治疗，于 2020 年 7 月 28 日就诊于王强主任门诊。现症：患者神疲乏力，畏寒肢冷，气短，咳喘有痰，不易咯出，口苦口干，烦躁，纳差，双下肢水肿，小便不利，大便正常，舌淡苔白腻微黄，脉沉弦细。

处方： 麻黄 6g，制附片 15g，细辛 6g，柴胡 15g，黄芩 12g，半夏 10g，陈皮 15g，党参 30g，麦冬 15g，五味子 10g，白术 12g，桂枝 15g，茯苓 20g，猪苓

30g, 泽泻 30g, 杏仁 10g, 谷芽 30g, 麦芽 30g, 生姜 15g, 大枣 30g。

二诊： 患者神疲乏力，畏寒肢冷，口苦口干等症状明显好转，咳喘较前减轻，痰量减少，双下肢水肿较前减轻，按之仍有凹陷。证明药已切中病机，后继与上方加减治疗。

按： 患者口苦口干，心情烦躁，脉弦说明其少阳郁热，故用小柴胡汤以和解少阳。其小便不利乃是由于肾阳虚衰，进而导致膀胱气化不利，故用五苓散治之，与主方麻黄附子细辛汤合用不仅可温阳利水，还可给寒痰凝滞之邪以去路。

（周　际　整理）